Walter Möbius
Menschlichkeit ist die beste Medizin

Zu diesem Buch

Vierzig Jahre hat Walter Möbius als Arzt im Krankenhaus gearbeitet. Oft konnte er helfen, manches Mal siegte die Krankheit. In diesen vier Jahrzehnten hat das Wissen der Arzt- und Heilberufe unglaubliche Fortschritte gemacht: Noch nie konnten Krankheiten so erfolgreich »bekämpft« werden. Und noch nie war das Vertrauen der Patienten in die Ärzte so gering. Sie klagen über eine gefühllose Fließbandmedizin, die auf ihre Bedürfnisse keine Rücksicht nimmt. Tatsächlich steht das medizinische System unter ungeheurem Druck. Ärzte haben immer weniger Zeit für die Patienten und damit für das, was noch vor der Medizin kommt: die Behandlung des Menschen. Hinsehen, Zuhören und Mitfühlen – Möbius schildert eindringliche Beispiele aus seinem Berufsalltag und zeigt auf diese Weise, dass und wie auch heute noch menschliche Medizin praktiziert werden kann und was Ärzte, Pflegekräfte und Patienten dazu beitragen können.

Walter Möbius, geboren 1937 in Bonn, war vierundzwanzig Jahre lang Chefarzt der Inneren Abteilung des Johanniterkrankenhauses im Bonner Regierungsviertel und betreute als solcher zahlreiche in- und ausländische Regierende und Parlamentarier. Seit 2002 hat er verschiedene Lehraufträge und ist als Berater für Patienten, Krankenhäuser und diagnostische Einrichtungen tätig. Er reiste in fast alle Länder der Dritten Welt. Ein Großteil seiner jetzigen Arbeit gilt den Jugendlichen und Patienten in den Einrichtungen der Salesianer Don Boscos und »Jugend Dritte Welt«. Weitere Informationen zum Thema finden Sie unter: www.menschlichkeit1.de

Inhalt

Der vierte Wegweiser: Tasten und Berühren 121

Der fünfte Wegweiser: Gespräche 151

Autor und Verlag danken allen Patienten und Kollegen für ihr Einverständnis zur Veröffentlichung der Beispiele aus der Praxis, die, falls erforderlich, zur Wahrung des Arztgeheimnisses anonymisiert wurden.

Man soll vor allem Mensch sein
und dann erst Arzt.
VOLTAIRE

Prolog

Ich traue meinen Augen nicht, als ich den Namen des Absenders einer E-Mail lese: Carlo.

Mehr als drei Jahrzehnte habe ich nichts von Carlo gehört. Wir hatten zusammen Medizin studiert, waren Assistenten in zwei benachbarten Kliniken und sehr gute Freunde gewesen. Eines Tages verschwand er plötzlich. Ohne Abschied. Er hatte sich von niemandem verabschiedet, nicht einmal von seiner Freundin.

Und nun erreicht mich aus heiterem Himmel eine E-Mail von ihm. Ich ahne in diesem Moment noch nicht, dass wir uns über zwei Jahre lang schreiben werden. Ich werde nicht nur erfahren, wie es ihm in all diesen Jahren ergangen ist, und verstehen, warum er damals Hals über Kopf geflohen ist, sondern mit ihm über ein Thema »sprechen«, das mir am Herzen liegt wie kein anderes.

Vierzig Jahre habe ich als Arzt gearbeitet. In dieser Zeit habe ich viel erlebt: Oft konnte ich helfen, manches Mal war ich machtlos. Viele Patienten haben mein Leben bereichert, einige wurden Freunde.

In diesen vier Jahrzehnten hat die Medizin unglaubliche Fortschritte gemacht. Das Wissen in den Arzt- und Heilberufen hat sich um ein Vielfaches vermehrt. Noch nie konnten wir Krankheiten so gut bekämpfen. Doch dies ist nur die eine Seite. Die Entwicklung ist bei Weitem nicht nur positiv.

9

Das Medizinsystem steht unter ungeheurem zeitlichen Druck. Ärzte haben immer weniger Zeit für die Patienten, denn Zeit wird nicht honoriert. Immer mehr Menschen klagen über den Verlust der Menschlichkeit im gesamten Gesundheitswesen. Bei all den Fortschritten im Kampf gegen die Krankheit haben wir nämlich jemanden vergessen: den kranken Menschen selbst. Seit einigen Jahren beschäftige ich mich deshalb mit dem Thema:

Wie kann moderne Medizin menschlicher werden?

Denn es steht außer Zweifel: Heilung ist ohne Menschlichkeit kaum möglich. Ich habe mich entschlossen, ein Buch zu schreiben, einen Ratgeber für Patienten und Ärzte. Doch es sollte nicht nur ein Ratgeber sein, ich wollte auch Geschichten erzählen, die mein Leben als Arzt widerspiegeln.

Als mich Carlos E-Mail erreichte, war das Konzept meines Buches bereits fertig. Aber der zweijährige Schriftwechsel mit meinem plötzlich wieder aufgetauchten Freund erwies sich als so spannend und mit meinem Anliegen so eng verknüpft, dass ich das Konzept kurzerhand umgestaltete und den Dialog mit meinem Freund zur Grundlage dieses Buches machte. Die Geschichten aus meinem Leben als Arzt sind darin eingebettet.

Carlos Geschichte ist bewegend – und außergewöhnlich: Er ist selbst seit vielen Jahren krank und an den Rollstuhl gefesselt. Er steht damit gewissermaßen auf der »anderen Seite«. Er erlebt das Gesundheitswesen als Patient. Als sehr kritischer Patient.

So ist mir Carlo ein guter Berater geworden. Ich bin der Meinung, dass Patienten die besten »Unternehmensberater« der Ärzte sind. Als Fabrikant und Unternehmer, der er mittlerweile ist, denkt Carlo praxisbezogen. Dank seiner Mithilfe sind zum Beispiel die Checklisten am Ende jedes Kapitels entstanden. Sie bilden die Brücke von der Theorie zum wirklichen Leben und verhelfen so zum konkreten Handeln.

Aber lesen Sie, wie alles begann:

Carlo: *Lieber Walter, mir schickten Verwandte aus Deutschland gerade einen Zeitungsartikel über Dich. Ich habe sofort Deine E-Mail-Adresse ermittelt, habe mich aber anfangs gar nicht getraut, Dir zu schreiben. Immerhin bin ich vor mehr als dreißig Jahren sang- und klanglos einfach aus Deutschland abgehauen, ohne meiner Freundin Anna oder Dir oder meinem Krankenhaus, in dem ich als Assistenzarzt arbeitete, einen Ton zu sagen. Jetzt aber möchte ich doch den Kontakt zur Heimat wieder aufnehmen. Ich wohne jetzt in Südamerika, in Ecuador.*
Wo steckt Anna? Was macht sie? Wie geht es Dir? Was treibst Du im Augenblick?
Liebe Grüße, Dein Carlo

Walter: *Lieber Carlo, es kommt mir vor, als sei alles gestern gewesen. Alle waren betroffen; viele hatten ein schlechtes Gewissen. Ich habe damals zu allem geschwiegen – nur Anna schien zu ahnen, was in mir vorging. Dich traf keine Schuld bei den Vorgängen in der Klinik. Das ist immer meine feste Überzeugung gewesen. Es ist mir allerdings ein Rätsel, warum Du geflohen bist. Schließlich warst Du einer der Besten.*
Als ich Deine E-Mail las, tauchten Bilder der Vergangenheit auf, Fragen schwirrten durch meinen Kopf. Mir ist, als seien die vielen Jahre auf wenige Wochen zusammen-

11

geschrumpft, als wären wir immer noch wach und unruhig, mitfühlend und angriffslustig; als zögen wir durch die Welt und jagten einem bestimmten Traum hinterher.

Viele unserer Freunde und Bekannten leben nicht mehr. Von all den Abenteuern mit ihnen ist nur die Erinnerung geblieben. Vielleicht leben sie als Schutzengel in den ewigen Bergen und passen gelegentlich auf uns auf.

Dass Dich gerade die Presse auf meine Spur gebracht hat, hat mich überrascht. »König Zufall« hat wieder einmal seine Hand im Spiel gehabt.

Du möchtest wissen, was ich jetzt treibe? Nun, ich habe mir viel vorgenommen: Ich schreibe ein Buch über meinen Kampf um mehr Menschlichkeit in der modernen Medizin. Es soll kein wissenschaftliches Werk werden, sondern ein »Wegweiser« für Patienten und Ärzte.

Während ich diese Mail schreibe, sehe ich Deine leicht zusammengekniffenen Augen, den spöttischen Zug um Deinen Mund und warte auf Deinen Kommentar. Und natürlich habe ich unzählige Fragen an Dich: Warum bist Du damals geflohen? Wie geht es Dir jetzt in Deinem neuen Leben?

Beste Grüße, Dein Walter

Carlo: Bitte entschuldige, dass ich mich fünf Monate nicht gerührt und mich nicht für Deine E-Mail bedankt habe. Ich hatte eine schwere Lungenentzündung und war Ewigkeiten im Krankenhaus. Meine Frau Maria-Carmen konnte Dir nicht schreiben. Sie spricht nur Spanisch.

Ich rede nicht gerne über meine diversen Krankheiten. Deshalb nur ganz kurz: Mir musste ein Bein amputiert werden, und ich sitze nach einem Schlaganfall im Rollstuhl. Dann bin ich auch noch zuckerkrank. In den USA hatte ich eine Herzoperation nach einem Infarkt. Ich habe also recht ausführlichen Kontakt mit Ärzten und Krankenhäusern gehabt und habe dabei sowohl sehr gute als auch sehr schlimme Erfahrungen mit der Medizin gemacht. Als man mir in den USA nicht mehr helfen konnte, bin ich nach Südamerika zurückgekehrt. Zum Glück war ich als Unternehmer in einem ganz anderen und medizinfernen Bereich erfolgreich, sodass ich mein jetziges Dasein lebenswert fortsetzen kann. Schreib mir doch bitte unbedingt etwas von Anna. Sie war ja meine erste große Liebe.

Walter: Was Du mir über Deinen Gesundheitszustand berichtet hast, tut mir leid. Ich kann im Moment nicht genau einschätzen, wie schwerwiegend Deine Probleme sind. Dazu brauche ich mehr Information und müsste Dich persönlich sehen. Vielleicht kann ich Dich zu Beginn des neuen Jahres besuchen. Falls Du vorher Hilfe brauchst, lass es mich wissen. Wenn es im Bereich meiner Möglichkeiten liegt, kannst Du auf mich zählen. Du fragst nach Anna. Deiner Anna. Sie lebt schon lange nicht mehr. Sie hat Dich bis zu ihrem Tod nicht vergessen. Obwohl ich ihr auch sehr nahestand, vermochte ich sie nie richtig zu trösten. Das war manchmal bitter. Sie schaute mich einfach nur mit ihrem schwer zu deutenden Blick an. Zu einem späteren Zeitpunkt erzähle ich Dir mehr über ihren frühen Tod. Ich bin darüber noch immer sehr traurig.
Warum sprichst Du so bitter über die moderne Medizin? Früher warst Du einmal mit Leib und Seele Arzt ... Was ist damals wirklich passiert? Und: Hat es Dir für Dein neues Leben geholfen, viele Tausend Kilometer entfernt zu sein von Deutschland?

Carlo: *Vielen Dank für Deine Mail.*
Du weißt, dass mir damals vorgeworfen wurde, ich hätte durch einen Behandlungsfehler während einer Operation in der Klinik einen Patienten verloren. Ein Mensch lebte nicht mehr, weil ich versagt hatte. Wir haben beide damals nächtelang darüber geredet: Darf das passieren? Wie kann ein Arzt damit leben? Darf er weiter seinen Beruf ausüben?
Du hast mir sehr geholfen. Du hast mich darauf aufmerksam gemacht, dass dieser Patient ohnehin die nächsten Tage nicht überlebt hätte. Aber ich konnte mich nicht beruhigen. Und da hörte ich zufällig, wie sich einige Kollegen abfällig über mich unterhielten. Auch die »Oberen« haben mich mit meinem Problem alleingelassen.
Aber das war nicht der einzige Grund, warum ich Deutschland und meinen Beruf verlassen habe. Ja, die »Gerüchteküche« war letztlich ausschlaggebend: Ungeheuerlich war die Behauptung, ich hätte meine wissenschaftliche Arbeit manipuliert. Du weißt, dass mich dieser Vorwurf sehr getroffen hat. Ich soll »Ausrutscher« innerhalb meiner Versuche verschwiegen haben, um zu eindeutigen Ergebnissen zu kommen.
Ich konnte es dort einfach nicht mehr aushalten, wo über mich getuschelt wurde und wo man mich anklagend ansah. Warum ich Anna und Dir nichts gesagt habe, weiß ich nicht. Vielleicht hatte ich Angst, Ihr würdet mich nicht verstehen oder versuchen, mich zurückzuhalten.

Walter: *Vielleicht verstehe ich Dich besser, als Du ahnst. Wobei mit »verstehen« nicht gemeint ist, dass ich die gleiche Entscheidung getroffen hätte. Aber ich kann nachvollziehen, wie Du Dich damals gefühlt hast.*

Ich glaube, was ich Dir jetzt berichte, wird für Dich höchst spannend sein. Nur circa ein Jahr nach Deiner plötzlichen Abreise hat sich der Vorwurf gegen Dich in Luft aufgelöst. Es kam nämlich heraus, dass ein anderer Arzt, Dr. ..., die Forschungsergebnisse manipuliert hatte, um einem Kollegen zu schaden. Er hat den Kühlschrank abgestellt, in dem sich auch Deine Proben befanden. Leider fiel der Verdacht auf Dich. Durch das Geständnis von Dr. ... warst Du rehabilitiert. Aber keiner konnte es Dir mitteilen. Ich bin froh, dass ich es Dir jetzt schreiben kann.

Carlo: Ich bin sehr erleichtert, dass ich vom Vorwurf, wissenschaftliche Ergebnisse gefälscht zu haben, frei-gesprochen bin. Wenn es den Kerl, der mir das damals in die Schuhe geschoben hat, noch gibt: Sag ihm bei Gelegenheit ordentlich die Meinung! Gracias.
Ich habe zwar damals dem Arztberuf den Rücken ge-kehrt; ich bin aber sehr gespannt auf Dein Konzept. Schickst Du es mir?

Walter: Wie gewünscht, hier zunächst eine Art Ein-leitung:

Das Ungleichgewicht könnte nicht größer sein. Während die Medizintechnologie in einem atemberaubenden Tempo revolutionäre Fortschritte macht, klagen immer mehr Kranke über die schwindende Menschlichkeit im gesamten Gesundheitswesen. Dabei ist es kein Ge-heimnis, dass es nicht die Medizintechnologie allein ist, die die Menschen gesund macht. Auch menschliche Zuwendung ist ein wichtiger Faktor im Heilungsprozess. Beide Komponenten sollten zueinander in richtiger Beziehung stehen.
Wenn wir uns die Situation in den Krankenhäusern und

15

Arztpraxen anhand einer Waage verdeutlichen, so ist die eine Waagschale, sagen wir die rechte, voll beladen. Es handelt sich um die Fortschritte in Forschung, Wissenschaft, Technologie, Pharmazie ... kurz: die »moderne Medizintechnologie«. Dieser Seite haben wir viel zu verdanken. Aber hier steht allein der Kampf gegen die Krankheit im Vordergrund.

Sosehr sich die rechte Waagschale füllt, so wenig findet sich in der linken. Im Kampf gegen die Krankheit wurde jemand vergessen: der kranke Mensch selbst. Während die Technik sich auf die Krankheit konzentrierte, hat das System sich von den Patienten entfernt und sie vernachlässigt. Wenn wir ihnen helfen wollen, so müssen wir auch wieder die linke Waagschale beachten. Ihre Gewichte aus medizinischer Sicht heißen: Verständnis, Respekt, Zeit, Kommunikation, Hilfsbereitschaft ... kurz: Menschlichkeit. Wenn die rechte Waagschale zu schwer wird und es an Menschlichkeit mangelt, kommt es zu Fehlbehandlungen, und es wird der Heilerfolg gefährdet. Aber ist Menschlichkeit in der Medizin noch zeitgemäß? Die Antwort lautet eindeutig: Ja! Sie ist aktueller und unverzichtbarer denn je. Wenn wir den Menschen wieder in den Mittelpunkt stellen, so heilen wir erfolgreicher. Selbst bei strenger ökonomischer Betrachtungsweise kommen wir zu dem Schluss: Wenn wir menschlich handeln, so haben wir am Ende nicht Zeit verloren, sondern gewonnen. Wir haben nicht mehr Geld ausgegeben, sondern Geld gespart. Heilung ist mit Menschlichkeit viel eher möglich.

Carlo: Dein Bild mit der Waage ist ein guter Vergleich. Kann aber ein System, das so aus dem Gleichgewicht geraten ist, überhaupt wieder in Balance gebracht werden?

Walter: *Vieles von dem, was Du und ich fordern, gibt es heute durchaus. Einige Beispiele: Stell Dir vor, wie ich durch die Wüste im Tassili reise, bei den Bororo-Indianern in Mato Grosso bin oder in Deutschland zu einem Hausbesuch von Freunden gerufen werde und die Menschen an diesen Orten ärztlich behandle.*
Natürlich sind das sehr gegensätzliche Situationen.
Sie haben aber eines gemeinsam: Hightech ist mehr oder weniger weit entfernt. Mit anderen Worten: Die rechte Waagschale ist in diesen Situationen so gut wie leer. Ein Bororo-Mädchen mit einer schweren Verbrennung im Gesicht, die querschnittsgelähmte Tuareg-Frau in der Wüste oder Verdacht auf Herzinfarkt bei Freunden zu Hause in einem Nachbarort von Bonn – da hilft nur eins, nämlich der gesunde medizinische Menschenverstand und die Fähigkeit, den Patienten Vertrauen zu geben. Man könnte es auch nennen: sich human zu verhalten.
Die Verquickung von ärztlichem Basiswissen, Erfahrung und dem, was man unter Menschlichkeit versteht, darf in der Gesellschaft nicht verloren gehen. Ich will in meinem Buch – vor allem mithilfe vieler Beispiele und wahrer Begebenheiten – vor Augen führen, dass alles, was wir brauchen, vorhanden ist. Wir müssen es uns nur bewusst machen – und es anwenden!

Carlo: *Ich verstehe schon. Aber Du hast meine Frage noch nicht beantwortet: Glaubst Du, dass es möglich ist, dieses System wieder ins Gleichgewicht zu bringen?*

Walter: *Ich möchte Dir mit einem bekannten Gleichnis antworten:*
Eine Frau und ein Mann gingen über den Strand. Sie kamen an eine Stelle, die mit Tausenden Seesternen über-

sät war. Die Flut hatte sie an Land gespült, sie lebten noch, aber bald würde die Sonne sie unweigerlich töten. Ohne lange nachzudenken, hob die Frau vorsichtig einen Seestern auf und brachte ihn ins Meer. Dann nahm sie den nächsten. Der Mann beobachtete sie eine Weile kritisch und sagte dann: »Du kannst sie unmöglich alle retten, die Zeit ist zu knapp.«
Während die Frau die nächsten Seesterne ins Meer zurückbrachte, antwortete sie: »Diesem kann ich helfen. Und diesem auch …«

Carlo: Noch eine Frage: Für viele Menschen ist Menschlichkeit ein abstrakter Begriff. Wie willst Du aus einer berechtigten Forderung, den Menschen wieder in den Mittelpunkt zu stellen, einen Ratgeber machen, der Patienten und Ärzten den richtigen Weg dazu weist?

Walter: Damit stellst Du die entscheidende Frage. Lass mich noch einmal betonen, dass es mir um die Balance geht. Menschlichkeit ohne Kompetenz wäre in meinem Beruf gefährlich. Ich betone Menschlichkeit nur deshalb so stark, weil sie derzeit ins Hintertreffen geraten ist. Mir geht es aber immer um die Ausschöpfung der technischen Möglichkeiten in Kombination mit menschlicher, kompetenter Behandlung.
Hier meine Meinung, wie ein Ratgeber zu diesem Thema aussehen kann:

Zunächst einmal ist Menschlichkeit keine Einbahnstraße, sie setzt voraus, dass wir geben und nehmen. Das heißt, es liegt nicht nur allein am Arzt, sondern auch am Patienten. Die vier wichtigsten Fragen, die sich der Patient stellen muss, sind folgende:

- *Bin ich überhaupt beim richtigen Arzt?*
- *Was kann ich von meinem Arzt erwarten?*
- *Welche Faktoren unterstützen meine Genesung?*
- *Was kann ich tun, um meinem Arzt zu helfen, mir zu helfen?*

Gerade Kranke sind oft emotional angeschlagen, verunsichert, einsam und haben Angst. Viele fühlen sich sogar minderwertig und ihrem Arzt ausgeliefert. Die medizinische Begriffswelt ist ihnen häufig weitgehend fremd. Darum stellen sich viele Patienten diese Fragen nicht, vor allem nicht die ersten beiden.

Ich habe bei meiner Arbeit als Arzt immer wieder gesehen, dass es bestimmte Regeln gibt, an die ich mich halten muss. Mit der Zeit habe ich erkannt, dass sieben von ihnen die entscheidenden sind. Mit ihrer Hilfe – ich nenne sie ganz bewusst Wegweiser – können wir Antworten auf die Fragen und Anliegen der Patienten finden. Hier sind sie:

Die sieben konkreten Wegweiser:
   1. *Hinsehen*
   2. *Fragen und Zuhören*
   3. *Mitfühlen*
   4. *Tasten und Berühren*
   5. *Gespräche*
   6. *Kreativität*
   7. *Vertrauen*

Patienten können erwarten, dass ein Arzt versucht, diese sieben Wegweiser zu berücksichtigen. Die Patienten wiederum müssen mit dem Arzt zusammenarbeiten und ihm helfen, ihnen zu helfen.

Carlo: *Caramba! Das ist das Ende der Diktatur der modernen Hightech-Medizin. Wir röntgen nicht mehr, sondern tasten und schauen. Statt Medikamenten verordnen wir Gespräche. Vielleicht bist Du meinem indianischen »Medizinmann«, mit dem ich einmal zu tun hatte, näher, als ich dachte.*

Walter: *Vorsicht! Vielleicht ist es nicht ganz so einfach. Wir müssen uns auf einige Punkte einigen, um Missverständnisse zu vermeiden: Eine gute Anamnese und eine gründliche körperliche Untersuchung reichen aus, um etwa achtzig Prozent aller Diagnosen zu stellen. Für den verbleibenden Rest (die komplizierten Fälle, die selten auftretenden Erkrankungen) benötigen wir selbstverständlich die moderne Medizintechnik. Deren Ergebnisse bestimmen dann unser ärztliches Handeln, aber nur zum Teil. Unsere Arbeit kann wirkungslos werden, wenn wir ohne Menschlichkeit vorgehen. Wie oft habe ich erlebt, dass eine korrekte Diagnose so unmenschlich übermittelt wurde, dass der Patient seelisch zusammenbrach. Hier wären vor allem Mitfühlen und aufbauende Gespräche unverzichtbar gewesen.*
Lieber Carlo, da Du mein Projekt so wohlwollend-kritisch begleitest, schicke ich Dir jetzt die sieben Wegweiser, nach und nach. Ich bin sehr gespannt, wie Du ihren Wert beurteilst.
Zunächst eine Geschichte zur Einführung.

Die Arzttasche meines Vaters

Mein Vater stammte aus einer Handwerkerfamilie, in der Präzision, eine Neigung zum Künstlerischen, Pflichterfüllung und Liebe zum Beruf selbstverständlich waren. Er selbst wurde Arzt. Schon früh erkannte er den Wert einer soliden Lehre und guten Ausbildung. Als junger dreißigjähriger Arzt übernahm er im Zweiten Weltkrieg ein Feldlazarett. Seine Arzttasche begleitete ihn von Anfang an. Mit ihr geriet er in Gefangenschaft, und er musste sich von ihr trennen. Es blieben ihm nur einige wenige Instrumente, Salben und Schmerzmittel, die man ihm aus unerklärlichen Gründen nicht wegnahm. Erfahrungen und Geschichten – sie blieben unversehrt – verstaute er mit der restlichen Habe in einem Leinenbeutel, der nun sein »Medizinbeutel« war, stets an einer breiten Schnur um den Hals gehängt.

Nach dem Krieg legte er sich eine neue Arzttasche zu, die fortan sein »Medizinbeutel« wurde. In meiner Kindheit war diese große schwarze und so unergründliche Arzttasche meines Vaters ein Geheimnis. Sie enthielt Freude und Leid, aber auch Belehrung und Kritik. Mein Vater entnahm ihr eine bunte Vielfalt von Mitbringseln: Süßigkeiten, kleine Bücher, auch Heftchen, vor allem aber seine Geschichten. Ernste, heitere, belehrende und hintergründige Geschichten, die wir Kinder zum Teil erst als Erwachsene verstanden – unterhaltsam jedoch waren sie alle.

Dieser Tasche entnahm er auch Pillen, Tropfen und besonders die weniger geliebten Spritzen. Die schwarze Arzttasche in der Hand, sagte er bei allen möglichen kleinen und größeren Problemen: »Mal sehen, ob ich dafür nicht etwas in meinem Medizinbeutel finde!«

Dieser »Medizinbeutel« ist das Erbe meines Vaters an mich. Auch ich habe in diese Tasche, seit er sie mir vermacht hat, alle ärztlichen Instrumente, Medikamente, meine Fachbücher, aber auch meine Erfahrungen und meine Geschichten hineingepackt. Die lederne Tasche ist Teil meines Gehirns und meines Herzens. Sie ist untrennbarer Bestandteil meines Arztseins. Seit ich Arzt bin, enthält mein Medizinbeutel Erfolge und Niederlagen im Auf und Ab von Erkrankung und Genesung. Dazu gehören auch Wissen und Können samt lebenslangem Lernen, stets in Dankbarkeit den Lehrern und Lehrmeistern, den Schwestern und Kollegen gegenüber. An erster Stelle stehen die Begegnungen mit den Patienten. Leidvolle Erfahrungen, Verluste, Krisen, aber auch glückliche Momente. Dieser Erfahrungsschatz ist in vielen Geschichten festgehalten, die ich in meinem Medizinbeutel gehütet habe. Gleichzeitig war dieser Schatz nicht nur Hort, sondern ein steter wissenschaftlicher Mahner, so wie unsere Lehrer uns immer wieder ermahnt haben: »Die Kunst des ärztlichen Gesprächs, verbunden mit Zweifeln und Selbstkritik, wird euch vor vorschnellem Handeln und Entscheiden bewahren.«

Das umfassende Wissen meiner Lehrer, gepaart mit einer großen Allgemeinbildung, war das Zentrum klinischer und wissenschaftlicher Arbeit. Viele wurden Meister ihres Faches genannt. Sie haben sich durch zwei bemerkenswerte Eigenschaften ausgezeichnet: erstens durch ihre überragende Teamfähigkeit und Teamförderung. Aber noch wichtiger war die zweite, nämlich mit welchem Enthusiasmus sie gelehrt und Erfahrungen uns allen vermittelt haben. Hier kam die »Kunst des Gesprächs« besonders zum Tragen. Auch ihre »Medizinbeutel« waren unerschöpflich. Zur Bereicherung von Wissen und Können verpackte ich deren Inhalte in *meinen* Medizinbeutel. Wie oft habe ich in bedrängten Situationen, in Krisen, aber auch bei feierlichen Anlässen diesen Schatz gehoben und verwertet!

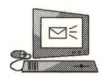

Carlo: *Wenn ich richtig sehe, bist Du immer noch
Idealist. Dein Postulat der Menschlichkeit, Deine Art,
diese sieben Wegweiser zu beachten … all das
mag auf Dich zutreffen. Aber eignet sich Dein System
für das ganze Gesundheitswesen? Sieben Wegweiser
als Allheilmittel für die entmenschlichte moderne
Medizin? Ich bleibe kritisch.*
*In einer Deiner Mails hast Du angedeutet, dass in Deinem
Buch viele Erlebnisse und Geschichten vorkommen werden. Hältst Du Geschichten – so ergreifend sie auch sein
mögen – für das geeignete Mittel, um die wichtigsten
Fragen von Kranken zu beantworten?*

Walter: *Ich bin auch Realist – eben weil ich so viel erlebt
habe. Man kann den Wert von Geschichten gar nicht
hoch genug ansetzen.*
*Sie zeigen die Herausforderungen, denen wir bei der
Umsetzung von Regeln begegnen. Sie berühren das Herz;
dadurch inspirieren und bewegen sie den Betroffenen. Vor
allem aber regen sie zum Nachdenken und Handeln an,
weil sie unsere Emotionen ansprechen. Deshalb ist eine
Geschichte, die das Herz eines Menschen erreicht, mehr
wert als graue Theorie. Siegfried Lenz zum Beispiel sagt:
»Ich brauche die Geschichten, um die Welt zu verstehen.«
Wenn ich an meine Ausbildung denke, so habe ich fast
alle Theorie vergessen. Wer will es mir verdenken, nach
so vielen Jahren. Aber die Geschichten unserer Ausbilder
und Chefärzte habe ich noch gut im Gedächtnis. Vielleicht
sind Geschichten ja doch der richtige Weg. Für viele Kul-
turen stellen heute noch Geschichten die wichtigste Form
dar, Erfahrung weiterzugeben.*

Carlo: *Jedenfalls freue ich mich jetzt schon darauf, durch sie auch einiges über Dich zu erfahren ...*
Ich nehme gerne Deinen Vorschlag an und bespreche jedes Kapitel mit Dir. Du kennst meine Skepsis. Ich werde kein Blatt vor den Mund nehmen.
So, und nun schick endlich den ersten Wegweiser!

Was ist das Schwerste von allem?
Was dir das Leichteste dünkt:
Mit den Augen zu sehen,
was vor den Augen dir liegt.
GOETHE

Der erste Wegweiser: Hinsehen

Der erste Kontakt zwischen Arzt und Patient ist der Augenkontakt. In Sekundenschnelle erkennt der Kranke, ob er dem Arzt gleichgültig ist oder ob dieser Interesse an ihm hat. Er fühlt, ob es allein um seine Krankheit geht oder auch um ihn als Menschen.

Ein guter Arzt untersucht zunächst mit seinen Augen. Indem er den Patienten achtsam ansieht, zeigt er ihm: »Ich nehme Sie ernst.« Er erweist ihm Respekt und fördert so sein Selbstwertgefühl.

Es kommt aber oft vor, dass ein Arzt nicht richtig hinschaut. Dies kann verschiedene Gründe haben: Zeitnot, Desinteresse, Vorurteile oder Nachlässigkeit. Nichts davon ist entschuldbar; denn das Ergebnis kann fatal sein.

Nur der Arzt, der den Patienten *wirklich* ansieht, ist offen und frei von Vorurteilen. Wer genau hinsieht, handelt *mit Menschlichkeit,* dabei erkennt er Zusammenhänge und schafft Vertrauen.

Carlo: *Vielen Dank für Deinen ersten Wegweiser.*
Ich hatte Dir ein ehrliches und kritisches Feedback ver-
sprochen. Hier ist es:
Ich meine, dass Du mit Deinem ersten Wegweiser
Unmögliches von den Ärzten in der Praxis verlangst.
Sie haben wie auch die Leute in vielen anderen Berufen
einfach keine Zeit mehr, genau hinzusehen. Wäre es
nicht besser, sich auf die Apparate zu verlassen? Sind
sie nach dem heutigen Stand der Wissenschaft nicht
sicherer und zuverlässiger als das menschliche Auge?
Die von Dir beschriebene heile Welt scheint mir
eher einem Gemälde von Spitzweg entnommen, es
gibt sie aber nicht in einem total durchrationalisierten
Krankenhaus, das unter extremem Kostendruck
steht.

Walter: *Ich verstehe Deine Vorbehalte. Zugleich freut*
es mich, dass ich Dir einen wichtigen Gedanken
bereits beim ersten Wegweiser erklären kann: Die
sieben Wegweiser sind mehr oder weniger übertragbar
auf alle Bereiche des Lebens, in denen Menschen ein-
ander begegnen. Wenn sie nicht beachtet werden, ist
das immer von Nachteil; aber in den Heilberufen sind
die Folgen besonders schwerwiegend.
Apparate oder Hinsehen? Es geht nicht um »entweder –
oder«, es geht um »und«! Der Patient hat ein Recht auf
präzise Apparate; sie sind in der Tat heute ein wichtiger
Bestandteil unserer modernen Medizin. Aber der Kranke
hat auch ein Recht darauf, dass der Arzt ihn mit seinen
Augen untersucht. Wer den Patienten ansieht, erkennt
mehr, als durch Apparate sichtbar wird. Denn Hinsehen

hat gegenüber der Technik vor allem drei unverzichtbare Vorteile:

1. Es ermöglicht ganzheitliches Erfassen.
2. Es bietet Raum für Intuition.
3. Es ist schnell.

Nichts davon kann man allein mit Apparaten und moderner Medizintechnologie erreichen. Diese drei Vorteile ergeben sich explizit aus dem Hinsehen. Ich verstehe Deinen Einwand: »Dafür ist nicht genug Zeit«; denn auch ich war versucht, so zu denken. Vor vielen Jahren hat mir einer meiner klinischen Lehrer eine alte Geschichte erzählt:

Ein Wanderer beobachtete einen jungen Mann, der unter großen Mühen Holz sägte. Dabei fiel ihm auf, dass dessen Säge sich nur sehr mühsam durch das Holz quälte; sie musste sehr stumpf sein. Der Wanderer sagte darum: »Ihre Säge ist sehr stumpf. Sie sollten sie schärfen, dann geht es viel leichter und schneller.«
Der junge Mann sägte angestrengt weiter und antwortete, ohne aufzublicken: »Dazu habe ich keine Zeit. Ich muss sägen.«
Für mich war die Botschaft klar: Es bringt nichts, an der falschen Stelle Zeit sparen zu wollen. Wer mit den Augen untersucht – oder auch die anderen Wegweiser befolgt –, der hat nicht weniger, sondern mehr Zeit.
Eine Begebenheit aus der Kölner Klinikzeit kann das, was ich mit einem »ganzheitlichen Erfassen« meine, verdeutlichen:
Professor Werner Scheid wurde eine fünfunddreißigjährige, allein lebende Grundschullehrerin vorgestellt. Sie war in der Schule aufgefallen, weil die Kinder ihr im

Unterricht nicht mehr folgten. Ihre ungewöhnlichen und teilweise grotesk anmutenden Handlungen und Reaktionen hatten Kinder, Eltern und Kollegen stark verunsichert, manche geradezu verschreckt.

Schon bei der ersten Begegnung flüsterte der Chef der Oberärztin in der Ambulanz zu: »Akute Psychose!« Es handelte sich um eine Schizophrenie.

Auf meine spätere Frage, was ihn denn so schnell auf die richtige Spur gebracht habe, antwortete er: »Herr Möbius, schon als ich auf die Patientin zuging, wehte mir ein Hauch von Kälte entgegen. Das ist eine Kälte, die einem nur bei schizophrenen Psychosen begegnet. Das müssen Sie sich unbedingt merken!«

Natürlich folgten zahlreiche Untersuchungen und Tests, aber tatsächlich wurde die erste Diagnose bestätigt.

Lieber Carlo, ich schicke Dir nun einige weitere Geschichten. Sie sollen verdeutlichen, wie wichtig das genaue Hinsehen für einen Arzt sein kann. Die folgende stammt noch aus meiner Studienzeit.

Tränen in der Vorlesung

Die Vorlesungen des Münchner Chirurgen Professor Rudolf Zenker waren sehr eindrucksvoll. Er schilderte Krankheitsbilder plastisch und einprägsam und demonstrierte neben der Vorstellung des chirurgischen Falls stets eine ›humane und mitfühlende‹ Chirurgie. Wir verfolgten seine Vorlesung stets atemlos und konnten nie genug von seinen Beobachtungen und Erfahrungen hören. Seine begleitenden Geschichten waren so spannend, dass es nicht die geringste Störung gab.

»Heute«, begann er einmal ungewöhnlich ernst seine Vorlesung, »heute demonstriere ich Ihnen einen sehr traurigen Fall einer Krebserkrankung, die lange verkannt wurde. Bitte vergessen Sie nie: Die rektale Untersuchung gehört zu jeder ärztlichen Befunderhebung, in der Chirurgie genauso wie in der Inneren Medizin.«

Es herrscht atemlose Stille im überfüllten Hörsaal. Die Tür öffnet sich, zwei Schwestern bringen auf einer Trage eine sechzehnjährige Patientin herein, bedeckt mit einem weißen Leinentuch, das Gesicht mit einer weißen Gaze wie von einem Schleier verhüllt. Zenker ergreift die schmale, blasse Hand und hält sie während der gesamten Zeit seiner Schilderung des Krankheitsbildes fest. Nur kurz lässt er die Hand los, immer dann, wenn er eine erläuternde Erklärung an der Tafel anzeichnet. Zunächst bedankt er sich bei der jungen Patientin für ihre Bereitschaft, sich im Hörsaal vorstellen und auch untersuchen zu lassen. Er teilt uns mit, dass die Patientin über ihre Erkrankung aufgeklärt sei. Dann bittet Zenker eine junge Kollegin aus dem Auditorium zu sich, wechselt ein paar Worte mit ihr. Die beiden Schwestern helfen bei der Untersuchung, gleichzeitig bilden sie eine Art Sichtschutz für die Patientin.

Behutsam und vorsichtig untersucht unsere Kollegin die Patientin rektal und erläutert ihren Befund, den Zenker dann an der Tafel skizziert. In großen Druckbuchstaben erscheint auf der Tafel: »Krebsgeschwulst im Enddarm«. Wir Studenten im Saal sind bestürzt und starren auf das Geschehen. Eine solch ungewöhnliche Atmosphäre im Hörsaal habe ich nie wieder erlebt.

Nach einer Viertelstunde verändert sich die Gaze, die das Gesicht der Patientin verhüllt. Das weißliche Gewebe verfärbt sich etwas dunkler, legt sich neben der Nase an die Wangen an, Tränen fließen, und wir blicken wie gebannt auf das »maskierte Gesicht«, dessen Konturen, anfangs noch verschwommen, jetzt deutlicher sichtbar werden. Mit dem

Finger deute ich auf das Gesicht der jungen Frau auf der Trage. Zenker begreift meine Geste. Mit einem kaum merklichen Stirnrunzeln wendet er sich der Patientin zu, beugt sich über sie und flüstert ein paar Worte. Dann lässt er sie mit einem Dankeswort aus dem Hörsaal fahren.

Jetzt erfahren wir die Vorgeschichte eines fast einjährigen Leidenswegs. Mehrere Kliniken und verschiedene Ärzte hatten den Fall nicht richtig zugeordnet. Die einfache, aber entscheidende Maßnahme der rektalen Untersuchung war vergessen worden. »Meine Damen und Herren, vergessen Sie diese Patientin nie«, sagt er und blickt ins Auditorium. Jeder von uns fühlt sich persönlich angesprochen, wir alle sind tief betroffen. »Liebe Kolleginnen und Kollegen, ich schätze es sehr, wenn meine Schüler alles sehen. Und vergessen Sie nicht, Tränen sind ein wichtiges klinisches Zeichen, auf das wir Ärzte immer reagieren müssen.«

Viel später erst habe ich den Sinn dieses Hinweises begriffen.

Gelegentlich arbeiteten wir als Hilfspfleger in der Chirurgischen Klinik, weil immer wieder Sitzwachen gebraucht wurden. Nach einem meiner Dienste in der Chirurgischen Klinik frage ich auf der Station nach der jungen Patientin aus unserer Vorlesung, die inzwischen operiert worden war. Die Schwestern berichten: »Es ist Gott sei Dank alles gut verlaufen, der jungen Patientin geht es den Umständen entsprechend gut.«

Während ich mich noch mit den Schwestern unterhalte, taucht unvermutet Professor Zenker auf, stutzt und wendet sich mir zu: »Was machen Sie denn hier?« Er hat mich wiedererkannt und scheint sich nicht zu wundern, dass ich mich nach der operierten Patientin aus der Vorlesung erkundigt habe. »Kommen Sie nach der Vorlesung morgen in mein Zimmer!«, sagt er, und mit einem knappen »Danke, dass Sie hier Sitzwache machen« verabschiedet er mich.

Nach der Vorlesung nahm er mich mit in sein Zimmer und überreichte mir ein Buch, »Chirurgie« von Erich Sonntag, das mir schon damals etwas abgegriffen erschien, mit den Worten: »Dieses Buch hat mir viele Jahre gute Dienste geleistet. Sie werden es auf dem Markt heute kaum noch finden. Vor allem können Sie eines aus diesem kleinen Werk lernen, was für einen Arzt immer von großer Bedeutung bleiben wird: wie man untersucht und die Befunde richtig deutet. Halten Sie es in Ehren, und denken Sie an mich!«

Carlo: *Schnell eine erste Mail zu »Tränen in der Vorlesung«.*
Ich erinnere mich genau, dass Du mir früher einmal von dieser Demonstration erzählt hast. Zum einen, das weiß ich heute noch, hat mich der Fall tief erschüttert, zum anderen war ich doch sehr beeindruckt, dass eine viel beschäftigte Kapazität wie Professor Zenker – ich habe ihn ja später ebenfalls kennengelernt – alles im Blick hatte. Wie er auf Deinen Fingerzeig aus der ersten Reihe reagierte, ist schon bemerkenswert.
Du hast mich auf Deine weiteren Geschichten sehr neugierig gemacht, schick doch noch welche!

Walter: *Die zweite Geschichte zeigt noch deutlicher, wie wichtig es ist, den ganzen Menschen zu sehen, während wir Details untersuchen. So dürfen wir zum Beispiel winzige Hautblutungen nicht isoliert beurteilen, denn sie können viele Ursachen haben. Wir müssen sie vor dem Hintergrund des Gesamteindrucks des Patienten betrachten. Und wir dürfen uns nicht täuschen lassen,*

31

wenn er – wie in der folgenden Geschichte – etwa aus Sorge um seinen Vater die eigenen Beschwerden herunterspielt.

Winzige Hautblutungen

Bei der ersten Begegnung muss der kranke Mensch »blitzschnell« erfasst werden. Dazu werden Einzelsymptome abgewogen und differenziert zugeordnet. Es bedarf einer langen Berufserfahrung, bis die sogenannte »Blickdiagnose« beherrscht wird.

Die große Pressekonferenz an einem Mittwochnachmittag in Bonn war zu Ende. Ein befreundeter Journalist hatte seinen Berliner Kollegen zu mir ins Johanniter-Krankenhaus gebracht. Vor mir saß ein kräftiger, blasser Mann, ungefähr fünfzig Jahre alt. Immer wieder wischte er sich den Schweiß von der Stirn. Er atmete schwer, spielte aber seine Krankheitssymptome herunter. »Ick jlobe, det hätte och Zeit bis morjen jehabt«, berlinerte der Journalist, der schon auf den ersten Blick sehr krank wirkte. »Sie kommen aus Berlin?« – »Exaktemang. Ick kann mir aber nich helfen, ick finde det allet übertrieben.«

Sofort waren mir punktförmige Blutungen an seinen Lippen und kleine Hämatome an Stirn und im Bereich der Hände aufgefallen. Ich befürchtete das Schlimmste. »Det muss ja wohl wat Ernstes sein, wenn ick mir Sie so ansehe«, grinste er mich müde an. »Ick fühle mich seit vielen Wochen so schlapp, hab keene Enerjie mehr, und dann dieses lästige Bluten bei der kleensten Berührung an den unmöglichsten Stellen.«

Ich dachte an die »Blickdiagnose«, die meine klinischen Lehrer in der Freiburger Medizinischen Klinik uns so oft demonstriert hatten. Dabei hatten sie uns immer wieder angewiesen, gründlich zu beobachten und die einzelnen Symptome schnell zusammenzufassen. Auch Schwester Bonaventura kam mir in den Sinn, die gute Seele in derselben Klinik, die dieses Verfahren intuitiv beherrschte und stets anwandte. Schon bei der Aufnahme und Begrüßung eines Patienten wies sie uns wortlos mit Gesten und Mienenspiel auf Symptome hin, die sich dann als Anzeichen einer ernsten Erkrankung herausstellten.

Die nächsten beiden Stunden mit meinem Berliner Patienten sind mir unvergesslich: Blutarmut, Blutungsneigung, die erst seit wenigen Wochen eingetretene Schwäche und sein »Ick kann mir nich mehr so konzentrieren« deuteten auf eine bedrohliche Bluterkrankung hin. Nach kurzer Zeit rief mich die Assistentin ans Mikroskop, wir schauten beide auf das Präparat, und sie sagte leise: »Sie werden es selbst schon befürchtet haben … akute Leukämie!«

Ich kehrte in mein Behandlungszimmer zurück, mein Patient war im Sessel eingeschlafen. Als ich auf der Station anrief und nach einem freien Bett fragte, wurde er schlagartig wach. »Nee, nee, det is en Irrtum, Professor. Ick muss zurück nach Kreuzberg!« Er lachte über den fassungslosen Ausdruck in meinem Gesicht, wurde wieder ernst und sagte: »Det ist wat Böset, oder?«

Ich nickte und erklärte ihm die Krankheit. Mit wenigen Worten machte er mir klar, dass er jetzt sofort zurück nach Berlin müsse, um sich um seinen alten, kranken Vater zu kümmern. Der Vater, ein Kurde, war nach dem Tod der Mutter, einer Berlinerin, in die Heimat zurückgekehrt. Erst vor einem halben Jahr hatte der Patient den kranken Vater zu sich nach Berlin-Kreuzberg geholt. Er machte mir unmissverständlich klar, dass er so schnell wie möglich zurück müsse. Ich gab ihm die Adressen einiger Fachkollegen in Berlin. In der Eingangshalle unseres Krankenhauses wartete ich mit ihm auf das Taxi zum Flughafen. In den verbleibenden Minuten des Wartens schilderte er mir sein tragisches Schicksal, in der für ihn offenbar typischen lässigen Weise: »Jetzt habe ick Vatern nach Kreuzberg jeholt. Pustekuchen! Wie soll ick det dem kranken alten Mann verklickern?«

Selten habe ich mich so hilf- und machtlos gefühlt. Er muss viel über bösartige Erkrankungen gewusst haben. Er verabschiedete sich mit einem langen und festen Händedruck, schaute mich offen an, und seine letzten Worte waren: »Vielen Dank für allet, vor allem, dass Sie mir so klar und offen die Wahrheit jesacht haben. Chemotherapie kommt nich infrage. Ick muss mir selber helfn, aber vor allem um Vatern kümmern. Det is wichtig! Der hat mich nötig!«

Im Taxi drehte er sich noch einmal um, hob müde lächelnd die Hand zum Abschied.

Nach einigen Wochen schrieb ich einen Brief, der mit dem Vermerk »Unbekannt verzogen« zurückkam.

»Ick muss mir um Vatern kümmern« bleibt mir unvergessen.

Carlo: *Meine Reaktion ist ambivalent. Einerseits verstehe ich Dein Anliegen und auch Deine Forderung, den ganzen Menschen zu sehen. Andererseits aber kenne ich die heutige Wirtschaft im Allgemeinen und meine Branche im Besonderen. Ich muss als Fabrikant und Unternehmer zwangsläufig mit der Zeit gehen, sonst wäre ich nicht mehr im Spiel. In der Wirtschaft gilt heute: Der Generalist ist »out«. Wichtig ist vielmehr, sich zu spezialisieren, eine Nische zu besetzen und dort Experte zu sein.*
Darum frage ich Dich: Ist es nicht gerade ein Zeichen des Fortschritts, dass wir uns spezialisieren? Und müssen

wir dabei nicht zwangsläufig den Preis zahlen, das große Ganze aus den Augen zu verlieren?

Walter: *Ich behaupte nicht, dass ich für jedes Phänomen unserer Zeit eine Lösung habe. So sehe ich durchaus die Vorteile der Spezialisierung – aber auch deren Nachteile. Speziell für das Gesundheitswesen gäbe es eine Lösung: Der Kranke bräuchte jemanden an seiner Seite, der das gesamte Bild sieht, und außerdem gegebenenfalls die entsprechenden Spezialisten. So hätte er das Beste aus beiden Welten. Aber natürlich löst solch ein Denkansatz nicht nur positive Gefühle aus, weil nicht jeder Kranke Zugang dazu hätte. Ich möchte Dir diese Idee zu einem anderen Zeitpunkt ausführlich beschreiben.*
Jetzt aber möchte ich Deine Aufmerksamkeit auf die beiden anderen Vorteile des Hinsehens lenken. Ich denke, wenn ich Dir alle drei Vorteile ausführlicher dargelegt habe, kommst Du zu dem gleichen Ergebnis wie ich: Hinsehen ist unverzichtbar.
Erinnerst Du Dich an den zweiten Vorteil? Er lautet: Hinsehen öffnet Raum für die Intuition. Oder negativ formuliert: Je kleiner das Gebiet ist, das wir betrachten (Spezialisierung), desto weniger können wir unsere Intuition walten lassen. Wir engen uns extrem ein, wenn wir unseren medizinischen Alltag so kleinteilig gestalten. In kritischen Situationen verlieren wir Menschen; immer aber vergeben wir Chancen.
Ich werde für die Macht dieser Geistesblitze in jedem Kapitel Beispiele bringen. Viele Begebenheiten haben direkt oder indirekt damit zu tun. Besonders in den beiden folgenden Geschichten wirst Du schnell erkennen, welche Rolle die Intuition in den Heilberufen spielt.

Der Mordanschlag

In die Freiburger Klinik wurde ein etwa fünfunddreißigjähriger portugiesischer Gastarbeiter, wie man damals sagte, der ursprünglich aus Marokko stammte, mit einer schweren Nervenentzündung samt Lähmungen der Hände und Füße aus einer Nachbarklinik übernommen. Bereits vor einem Dreivierteljahr hatte er mit ähnlichen, allerdings leichteren Symptomen in der Klinik gelegen.

»Ich habe furchtbare Schmerzen in den Armen und Beinen«, sagt der tief gebräunte Mann mit weinerlicher Stimme und einem gequälten Gesichtsausdruck. Er versucht mit großer Mühe, die Arme zu heben und die Hand zum Gruß zu reichen. Die weichen, schlaffen, nach unten hängenden Hände verstärken seine jammervolle Haltung. Ungewöhnlich sind die rauen, von Rissen und Schrunden wie aufgeraspelt wirkenden Handinnenflächen.

Die Fingernägel mit den weißen Streifen sind dann der Schlüssel zur Diagnose. Solche Streifen entstehen durch eine Wachstumsstörung aufgrund einer Vergiftung an den Nägeln; ein untrügliches Zeichen für eine Schwermetallvergiftung (Arsen). Die fast unerträglichen Nervenschmerzen in Armen und Beinen quälen den Patienten – mehr noch quält ihn jedoch seine Angst, was er uns aber nicht mitteilt. Er schweigt beharrlich, bleibt verschlossen und starrköpfig. »Sie haben eine schwere Arsenvergiftung«, eröffne ich ihm. »Das muss der Polizei gemeldet werden.« »Das dürfen Sie nicht tun; Sie, Doktor, kennen die ärztliche Schweigepflicht.« Er zuckt mit den Schultern, dreht den Kopf zur Seite und schweigt. Nach einer Weile kommt dann mit dünner Stimme: »Allah Akbar«, und auf meinen fragenden Blick: »Niemand tötet mich, wenn Gott es nicht will.«

In der Münchner Gerichtsmedizin wurde anhand der Haare und der Nägel des Patienten eine schwere Arsenvergiftung nachgewiesen. Die Verdachtsdiagnose hatte sich bestätigt. Der Direktor des Gerichtsmedizinischen Instituts, Professor Wolfgang Spann, rief persönlich an, um mir den Befund mitzuteilen und den ungewöhnlichen Fall mit mir ausführlich zu diskutieren.

In den vielen Wochen, die ich den Patienten in unserer Klinik betreute, wuchs langsam sein Vertrauen, und an einem Abend erzählte er mir von einem Mordanschlag, den jemand in der Vergangenheit auf ihn verübt hatte. »Jemand hat die Schrauben am Vorderrad meines Autos gelockert, und beim Bergabfahren habe ich ein Rad verloren. Der Wagen war nur noch Schrott, ich hatte aber zum Glück nur Prellungen.«

Grund für diese Anschläge auf seine Person war ein Eifersuchtsdrama in einem Weindorf im Markgräfler Land. Der gut aussehende, sehr beliebte und sympathische Portugiese war einem Einheimischen »in die Quere gekommen«. Die ehemalige Weinkönigin und Tochter des größten Winzers am Ort hatte sich von ihrem Freund getrennt und ihr Herz für unseren Patienten entdeckt.

Seine panische Angst vor den deutschen Behörden hatte ihn daran gehindert, den Vorfall der Polizei zu melden. Rückblickend handelte es sich bei seinem ersten Aufenthalt in unserer Klinik ebenfalls um eine Arsenvergiftung, die jedoch wesentlich milder ausgefallen war. Die Giftgabe war geringer gewesen.

Die Schwierigkeit der Diagnosestellung hatte verschiedene Gründe: Heute sind solche Vergiftungen sehr selten, und die Erfahrung damit fehlt den meisten Ärzten. Die typische Braunverfärbung der Haut wurde bei unserem Patienten als Südländer zunächst fehlinterpretiert. So war er in eine andere Klinik eingeliefert worden, da die quälende Nervenentzündung an Armen und Beinen vorerst nicht an eine Vergiftung hatte denken lassen.

Nachdem ich meinen Verdacht geäußert hatte, appellierte

unser Patient immer wieder an mein Gewissen und bat dringend darum, auf keinen Fall die Staatsanwaltschaft einzuschalten. Wenige Tage vor der geplanten Entlassung wurden noch einmal bei der großen Klinikvisite sein Krankheitsbild und die rechtlichen Konsequenzen diskutiert. Da Worte wie »Polizei«, »Staatsanwaltschaft«, »Behörden« und »Meldepflicht« fielen, entnahm ich seinen schreckgeweiteten Augen, dass er die Kollegen so verstanden hatte, dass der Fall gemeldet werden müsse. Als ich nach der Mittagspause zu ihm gehen wollte, um ihm das Problem zu erklären, war er verschwunden. In großer Aufregung hatte er die Klinik verlassen, in seinem Dorf im Markgräfler Land einen Koffer mit den nötigsten Utensilien und wenigen Wertgegenständen gepackt und war mit unbekanntem Ziel abgereist, wie ich bald erfuhr.

Monate später erhielt ich eine Postkarte aus Marokko, auf der in holprigem Deutsch stand:

Liebe Dok!

Danke! Bitte nix böse sein und entschuldigen meine Flucht aus Klinik, lebe jetzt bei Großeltern in Hohe Atlas. Mir gut gehen.

Viele Grüße J. R.

Bedrohliche Krämpfe

»Übernehmen Sie bitte die junge Patientin in Ihre Klinik, es ist sehr ernst, sie hat starke Krämpfe«, bat mich eine Ärztin aus einer Nachbarklinik. »Schicken Sie die Frau sofort«, antwortete ich, und sie bedankte sich und fügte hinzu: »Diese Form von Krämpfen habe ich noch nie gesehen; übrigens, stellen Sie sich vor, vier Krankenhäuser haben die junge türkische Schwangere aus Platzmangel einfach weitergeschickt.«

Wir erwarteten den Krankenwagen, der, begleitet von zahlreichen Pkws des Familienclans, nach kurzer Zeit eintraf. Im Wageninneren die reglos daliegende Patientin, der Ehemann und ein weinendes kleines Mädchen. Der Rettungswagenfahrer versuchte mit sonorer Stimme in bestem Kölsch alle zu beruhigen: »Leev Lück, jätz sin mer hä, und hä wed üch schnell jeholefe« (Liebe Leute, jetzt sind wir da, und hier wird euch schnell geholfen). Die Ambulanzschwester nahm das Kind auf den Arm, das sofort aufhörte zu weinen. Die scheinbar reglose Patientin, die Augen angstvoll aufgerissen, wurde eilends von den Helfern in den Untersuchungsraum der Ambulanz der Kölner Nervenklinik gebracht, im Gefolge Familie und Freunde, wild gestikulierend und diskutierend.

Kurze Zeit später änderte sich der Zustand der Patientin dramatisch: Zunächst zeigten sich extreme Verrenkungen des Halses, schraubende Bewegungen der Arm- und Beinmuskulatur und dann Krämpfe und Blickkrämpfe in wechselnden Stellungen der Augen. Dabei war die junge Frau bei vollem Bewusstsein. Ihre Gesichtszüge waren gequält und zeitweise von Panikattacken gekennzeichnet. Dazu rang sie heftig nach Luft.

Unser Team sah sich zuerst ratlos an, doch dann trat ein Leuchten in das Gesicht des Kollegen neben mir. Er stieß mich an und sagte: »Möbius, ich glaube, ich weiß, was hier los ist. Ich habe Ähnliches vor Jahren schon einmal erlebt.« Und er hatte recht: Man hatte das Schwangerschaftserbrechen der Patientin mit einem Medikament zu bekämpfen versucht, das als Nebenwirkung solche Krämpfe auslöst.

Wenige Minuten nach der Spritze mit einem Gegenmittel fiel die schwangere Türkin der Ambulanzschwester, die die Patientin die ganze Zeit gestreichelt und beruhigt hatte, um den Hals. Ich sah die tränenüberströmte Patientin, erlöst und befreit, und die verlegenen Blicke der Ambulanzschwester.

Wir zogen uns zurück und erklärten der draußen wartenden Familie, dass das Medikament die Krämpfe ausgelöst habe. Schon am nächsten Tag konnte die junge Frau entlassen werden.

Die Familie bedankte sich am Tag darauf mit einer riesigen Schale Obst. Der Schwager der Patientin, ein Händler mit guten Beziehungen zum Kölner Großmarkt, strahlte vor Zufriedenheit, als er sah, welchen Eindruck dieses Zeichen der Dankbarkeit auf Schwestern und Ärzte machte.

Carlo: Du hast recht, die Geschichten sind wirklich gute Beispiele dafür, wie wichtig genaues Hinsehen ist.
Ich habe meine eigene Erfahrung damit: Nach meiner Herzoperation in den USA hatte sich die Wunde entzündet; sie wollte und wollte nicht heilen. Ich fühlte mich schwach und elend und dachte, ich müsste sterben. Ich misstraute dem, was die Krankenhausärzte unternahmen, und ließ mich – zum Glück besaß ich die Mittel dazu – wieder nach Hause fliegen. Meine Frau Maria-Carmen war über meinen Zustand entsetzt und ließ, obwohl ich mich dagegen sträubte, einen Schamanen kommen.
Der Schamane kam an mein Bett und sagte oder tat nichts – er sah mich nur an. Ich weiß nicht, wie lange das dauerte, jedenfalls schaute er mir in die Augen, wie es noch niemand zuvor getan hatte.
Was soll ich Dir sagen? Ich fühlte, nein, ich wusste, dass er mich verstand. Nach einer ganzen Ewigkeit legte er vorsichtig seine Hand auf meine Brust und sagte sanft, aber bestimmt: »Du brauchst keine Angst mehr zu haben. Ich mache dich gesund.« Ich glaube, dieser Moment war

entscheidend. Später hat er Tee gekocht, einen Kräuterbrei auf meine Wunde gestrichen und ununterbrochen Mantras gemurmelt. Zwischendurch bin ich immer wieder eingeschlafen. Schließlich bin ich in einen langen, sehr tiefen Schlaf gefallen. Als ich wieder wach wurde, wusste ich, dass ich wieder zu Kräften kommen würde.

Walter: Was für eine Erfahrung fernab jeglicher klassischen medizinischen Behandlungsmethode! Meines Erachtens ein ausgezeichnetes Beispiel für »Hinsehen«. Dein Schamane hat zuerst Dich angesehen; dabei hat er Deine Angst und Dein Misstrauen erkannt. Intuitiv spürte er, wie er Dein Vertrauen gewinnen konnte. Ohne Vertrauen wäre Deine Heilung nicht möglich gewesen.
Es gibt viel wahres Können in den Heilberufen. Ich denke an die Schamanen, aber auch an die Traditionelle Chinesische Medizin, die Heilpraktiker und Heiler. Was ist der Grund für ihre unbezweifelt großen Erfolge?
Ich glaube, es gibt vor allem zwei Gründe: Zum einen nehmen sie sich Zeit, zu sehen – und auch Zeit für die anderen Wegweiser. Sie sehen den ganzen Menschen und verhalten sich selbst menschlich. Zum anderen besitzen sie solides Wissen und Erfahrung.
Ganz kurz einige Bemerkungen zur Intuition. »Intuition« bezeichnet einen schnellen Vorgang: das nicht auf Reflexion beruhende Erkennen und Erfassen einer Situation. Du kannst es auch »Eingebung« nennen. Unsere Freunde und auch wir beide haben während unserer Ausbildung oft miterlebt, wie ein Professor eine solche Eingebung hatte. In manchem Fall hat sie Leben gerettet. Ich habe mich lange gefragt, woher dieses schnelle Erfassen einer Situation kommt. Meine Antwort: Ein großer Teil ist Erfahrung. Möglicherweise ist es unser emotionales Gedächtnis, das uns auf die richtige Spur bringt, lange

bevor wir einen analytischen Denkvorgang starten. Damit wir auf gespeicherte emotionale Information zurückgreifen können, müssen wir zuvor bestimmte Situationen erlebt, praktische Erfahrungen gesammelt haben. Mit anderen Worten: Intuition ist meines Erachtens zu einem großen Teil unbewusst gespeichertes emotionales Wissen.

Carlo: Mich hat das, was man Intuition nennt, mein Leben lang schon interessiert, vor allem das Thema »Blickdiagnose«, das Du ja vorhin schon angesprochen hast. Dazu möchte ich Dir ein interessantes Buch empfehlen: »Blink! Die Macht des Moments«.
Der Autor Malcolm Gladwell erzählt die spannende Geschichte einer Skulptur, deren antike Herkunft zunächst mit allen wissenschaftlichen Methoden bestätigt wurde. Das J. Paul Getty Museum in Los Angeles war bereit, zehn Millionen US-Dollar für diesen nackten Marmorjüngling zu bezahlen. Bevor man sich schließlich handelseinig wurde, warf noch einmal ein italienischer Kunsthistoriker einen Blick auf die Statue. Irgendetwas störte ihn, ohne dass er genau hätte sagen können, was. Eine Expertin unter den weltweit Führenden auf dem Gebiet der griechischen Plastik zweifelte ebenfalls an der Echtheit der Statue. Auch sie konnte es nicht begründen und meinte, sie hätte »eine Ahnung, ein instinktives Gefühl, dass mit dem Jüngling irgendetwas nicht in Ordnung ist«.
Tatsächlich wurde die Statue daraufhin nach Griechenland verfrachtet, und dort stellte man fest, dass es sich eindeutig um eine nahezu perfekte Fälschung handelte und »dieses Ding nie einen Krümel Erde gesehen hat«.
Was ist das Erstaunliche an dieser Geschichte? Innerhalb weniger Sekunden hatten ein paar Experten intuitiv

erkannt, was andere nach vierzehnmonatigen Untersuchungen nicht herausgefunden hatten. Dieser »erste Blick« ersparte dem Getty Museum die hohe Ausgabe für eine Fälschung.

Walter: Auch ein Arzt kann sich glücklich schätzen, wenn er bei unklaren oder seltenen Krankheitsbildern intuitiv erkennt, um welche Krankheit es sich handelt. Junge Mediziner sowie Schwestern und Pfleger können nicht früh genug angeleitet werden, stets kritisch zu sein und nicht alle Informationen und Vorbefunde »ohne Nachfragen« zu übernehmen. Ein solches Training in der Ausbildung ist ein entscheidendes Qualitätsmerkmal.

Noch heute bin ich meinen klinischen Lehrern dankbar dafür, das in uns geweckt und kritisch begleitet zu haben, was unter den wichtigen Begriffen »klinischer Blick« oder »Blickdiagnose« verstanden wird. Übrigens, mein Vater (ein Schüler des Internisten Max Bürger aus Leipzig) besaß diese exzellente Fähigkeit. Er überraschte mich als angehenden Mediziner immer wieder damit – damals half ich ihm ab und zu in seiner etwas altmodischen Praxis aus –, dass er schon nach wenigen Minuten die Diagnose nannte. Diese bestätigte sich nach umfangreichen Untersuchungen dann tatsächlich.

Ich freue mich, dass Du Dich auch so für das Thema interessierst. Nun möchte ich in diesem Zusammenhang das Schicksal einer unserer Patientinnen im Johanniter-Krankenhaus schildern, das uns allen sehr nahegegangen ist.

Blickdiagnose

Unvergessen ist mir die Leidensgeschichte jener fünfzig-jährigen Frau, die von ihrem betreuenden Arzt aus einem Pflegeheim zu uns ins Johanniter-Krankenhaus überwiesen wurde. Die vollständig pflegebedürftige Frau litt unter star-ker Atemnot und verschluckte sich immer wieder so, dass sie zu ersticken drohte. Sie wurde von ihrem Mann und ihrer Tochter in unser Krankenhaus begleitet; von ihnen erfuhren wir die ganze Krankengeschichte:

Vor ungefähr zwanzig Jahren war den beiden an der Patientin zuerst der etwas unsichere Gang und ein leichter Schwankschwindel aufgefallen. Die Gangstörung wurde im-mer stärker, und als die Frau schließlich einen Arzt aufsuchte, lautete die Diagnose: Multiple Sklerose. Diese Diagnose wurde von Arzt zu Arzt, von Klinik zu Klinik als bekannt und gesichert übernommen. In den letzten fünf Jahren hatte die Symptomatik so stark zugenommen, dass die Patientin bett-lägerig wurde und sich kaum noch mit ihrer Umgebung ver-ständigen konnte. Der verzweifelte Ehemann erklärte uns: »Meine Frau litt und leidet unsäglich. Meine Tochter und ich können das Leiden kaum noch mitansehen. Immer wie-der musste sie ins Krankenhaus eingewiesen werden, weil sie sich oft verschluckte und nicht richtig abhusten konnte. Manches Mal hatten wir große Angst, dass sie vor unseren Augen erstickte. Schweren Herzens fassten wir dann vor fünf Jahren den Entschluss, sie in ein Pflegeheim zu geben. In-zwischen hat sich ihr Zustand so verschlechtert, dass kaum jemand im Pflegeheim sie versteht. Meine Tochter und ich sind seit einem Jahr bis auf eine Pflegerin die Einzigen, die die kleinen Signale, die sie übermitteln kann, noch deuten können: Hunger, Durst, Schmerzen und Atemnot.«

Gemeinsam mit meinen Oberärzten betrachtete ich die völ-lig abgemagerte, durch Muskelverkrampfungen zusammengekauert daliegende Patientin. Uns fielen weiterhin ihre eingefallenen Wangen und die völlige Schrumpfung der Schläfenmuskulatur der linken Gesichtshälfte auf. Auch stand das linke Auge weit offen. Die Oberärztin trat an die rechte Seite der Patientin, um sie nahe an ihrem rechten Ohr anzusprechen, und wir bemerkten, dass sie mit kleinen Bewegungen der Augen reagierte. Wir drei schauten uns im selben Moment an.

In der anschließenden kurzen Konferenz in meinem Zimmer brach es fast gleichzeitig aus uns hervor: »Nie im Leben ist das eine Multiple Sklerose, sondern ein linksseitiges Akustikus-Neurinom (Tumor im Schädelinneren, im Bereich des Kleinhirnbrückenwinkels)!«

Wenn ich meinen Studenten in den Vorlesungen später von diesem Fall und unserer Blickdiagnose erzählte, schauten mich alle ungläubig an. Doch ich versicherte ihnen, dass es sich tatsächlich so zugetragen hatte.

Die weiteren Untersuchungen unserer Patientin in einer Fachklinik bestätigten unsere Diagnose. Leider konnten wir ihr nicht mehr helfen, denn der Tumor war zu weit fortgeschritten und übte bereits einen Druck auf das Schädelinnere aus. Aber es gelang uns, durch Medikamente ihr Leiden zu lindern und sie wieder in ihre vertraute Umgebung zu entlassen. Wenige Wochen später schlief sie ruhig und friedlich ein.

Carlo: *Ich bin erschüttert und erstaunt zugleich. In den USA hätte das sicher zu einem Schadensersatzprozess geführt. Was hat den Ehemann der Patientin davon abgehalten, zu prozessieren?*

Walter: *Beim Abschiedsgespräch schnitt der Ehemann das Thema an und sagte, dass er mehrere Nächte hin und her überlegt habe. Dann sei er zu folgendem Ergebnis gekommen: »Ich sehe es jetzt letztlich als schicksalhaft an. Es sind am Anfang Fehler gemacht worden, aber alle Ärzte, denen wir begegnet sind, waren immer sehr bemüht und haben meine Frau immer gut behandelt. Wen soll da die Schuld treffen? Hätte ich nicht selbst noch einmal ein Expertenteam zu Rate ziehen müssen? Meine Frau hat ihren Frieden gefunden.«*

Über den dritten Vorteil des Hinsehens haben wir noch nicht diskutiert: die Schnelligkeit. Es gibt Situationen, in denen Ärzte einfach nicht die Zeit für lange Untersuchungen haben; es geht oft um Minuten. Hierzu ebenfalls eine Geschichte. Sie verdeutlicht noch einen weiteren Gedanken: Auch das Hinsehen hat seine Grenzen; wir brauchen oft eben auch die Apparate. Allerdings müssen wir – besonders wenn Eile geboten ist – trotzdem zuerst hinsehen, damit wir erkennen, welcher Apparat der richtige ist.

Spießbürger

In Zeiten von Umstrukturierungen, Änderungen im Gesundheitswesen und bei Kontrollen durch den Medizinischen Dienst der Krankenkassen oder Aufsichtsräte sind verantwortliche Geschäftsführer, Pflegedienstleitungen und Ärzte in Krankenhäusern nicht selten größter Anspannung ausgesetzt; denn es geht in der Regel um Geld.

Die große Aufsichtsratssitzung im Bonner Johanniter-Krankenhaus war turbulent verlaufen. Das stundenlange Frage- und Antwortspiel hatte bei unserem Geschäftsführer erhebliche negative Emotionen ausgelöst; er fühlte sich in die Enge getrieben und hatte sich sehr aufgeregt. Auch zu Hause konnte er sich kaum beruhigen. Erst nach längerer Zeit schlief er schließlich ein. Mitten in der Nacht wurde er, von heftigsten Schmerzen gequält, aus dem Tiefschlaf gerissen. Blitzartig schoss es ihm durch den Kopf: »Jetzt habe selbst ich einen Herzinfarkt!«

Die Schmerzen kamen und gingen in Wellen und wurden jedes Mal von einem starken Ziehen im Rücken und der oberen linken Thoraxhälfte begleitet. Ein Schmerzmittel half nur für kurze Zeit, doch er hoffte immer noch, dass es vielleicht besser werden könnte. Am nächsten Morgen erschien der Leidgeplagte in meinem Arbeitszimmer. Die Sekretärin ahnte, dass hier Gefahr im Verzug war, und winkte mich mitten aus einer wichtigen Sitzung mit sorgenvoller Miene heraus: »Sie müssen ganz schnell kommen, es geht unserem Herrn B. sehr schlecht.« Diese Unterbrechung ließ mich Schlimmes ahnen, denn das besorgte Verhalten meiner Sekretärin war sehr ungewöhnlich.

Im Sessel hockte, zusammengekauert und mit schmerzgequältem Gesichtsausdruck und großen ängstlichen Augen, der Patient, unser Geschäftsführer. So hatte ich ihn noch nie erlebt. Seine aschfahle Gesichtsfarbe, die Schweißtropfen auf der Stirn und das leise Stöhnen beunruhigten mich aufs Höchste. »Um Gottes willen, was ist passiert?«, fragte ich und überlegte schnell, welche verschiedenen Möglichkeiten in einem solchen Fall infrage kamen. – »Ich habe einen Herzinfarkt, genau wie Kollege M. vor sechs Wochen. Der stand auch so unter Stress, und gestern habe ich mich in der Sitzung furchtbar aufgeregt. In der Nacht traten dann plötzlich heftige Schmerzen auf, und jetzt habe ich Angst, dass es zu Ende geht.«

Die blasse Gesichtsfarbe, der kalte Schweiß, der niedrige Blutdruck und der schnelle Puls hätten gut zu der Diagnose

Herzinfarkt gepasst. Nach entsprechenden Untersuchungen (EKG, Echokardiografie und Labor) wussten wir aber bereits nach wenigen Minuten, dass ein Infarkt höchst unwahrscheinlich war. Die Gründe für den etwas gespannten Bauch und die vom Oberbauch ausstrahlenden Schmerzen mussten schnell geklärt werden. Eine akute Gallenblasenentzündung, ein durchgebrochenes Magengeschwür oder auch ein Darmprozess kamen infrage (eine Blinddarmoperation war vor vielen Jahren erfolgt, deshalb fiel diese Möglichkeit weg). Die notwendigen Untersuchungen wurden in aller Eile durchgeführt, und nach einer halben Stunde blieb mir nur noch eines zu sagen: »Ich muss in Ihren Magen hineinschauen, vielleicht haben Sie ein Magengeschwür.«

Die Endoskopieschwestern und wir Ärzte redeten dem Patienten gut zu, ein Schmerz- und Beruhigungsmittel tat ein Übriges. Der Kreislauf hatte sich mithilfe von Infusionen stabilisiert. Die hinzugezogenen Chirurgen verfolgten die endoskopische Untersuchung, bereit, unter Umständen sofort eine Notoperation durchzuführen. Inzwischen füllte sich der Endoskopieraum mit Ärzten und Schwestern, die alle sorgenvoll Anteil nahmen. Auf dem Monitor konnten alle die Magenspiegelung gut verfolgen. Nie werde ich den Moment vergessen, als ich den Magenausgang mit dem Endoskop erreichte. Ich konnte nicht glauben, was ich da sah: Ein Holzspieß, der ursprünglich wohl dazu gedient hatte, ein Schinkenröllchen zusammenzuhalten, steckte zur Hälfte in der Magenwand.

»Das kann nur gestern während der Sitzung passiert sein«, erklärte ich den Anwesenden. »Herr B. war gestern in einer turbulenten Sitzung und hat nebenbei ein paar Häppchen zu sich genommen. Er muss in der Aufregung ein Schinkenröllchen samt Holzspieß verschluckt haben, ohne es zu merken.« In der Nacht hatte sich der Holzspieß in die Magenwand gebohrt, und die Muskulatur des Magens hatte offenbar versucht, diesen Fremdkörper mit heftiger peristaltischer Kraft »loszuwerden«. So war er immer tiefer in die Magenwand eingedrungen – eine höchst bedrohliche Situation.

In solchen Fällen müssen Chirurg und Internist gut zusammenarbeiten. Mir war klar, dass der Holzspieß unbedingt aus dem Magen gezogen werden musste, ohne dass er abbrach. Mit einer Fremdkörperzange und einem unguten Gefühl fasste ich den Holzspieß und zog ihn vorsichtig aus der Magenwand heraus. Ein erstes Aufatmen. Dann musste der Spieß vorsichtig, Zentimeter um Zentimeter, mit dem Endoskop zusammen durch die Speiseröhre entfernt werden, ohne dass dabei die Speiseröhre verletzt wurde.

Nachdem der Holzspieß geborgen war, wurde er in einem Glasröhrchen als *souvenir perdu* aufbewahrt. Das gesamte Team war erleichtert, und mir selbst fiel ein Stein vom Herzen. Kurz bevor unser Patient wieder aufwachte, zog mich der Oberarzt auf die Seite, nickte beifällig und ließ, von einem leichten Schmunzeln begleitet, folgende trockene Bemerkung fallen: »Sie können sagen, was Sie wollen, unser Patient ist und bleibt ein Spießbürger.«

Der Geschäftsführer erholte sich schnell. Ich glaube, das Glasröhrchen mit dem Holzspieß steht heute noch auf seinem Schreibtisch.

Carlo: *Das mit dem »Spießbürger« ist ja eine tolle Geschichte. Ohne moderne Apparate und jemanden, der sie bedienen kann, hätte diese Angelegenheit auch schiefgehen können. Schön, dass Du Deinen Humor trotz allem nicht verloren hast.*
Der modernen Medizintechnik fehlen emotionale und

psychologische Kompetenz, finde ich. Bei unserer Ausbildung war es doch so:
Lehrbuchwissen und an die Wand geworfene Dias sollten auswendig gelernt werden und wurden stur abgefragt; das war mir nicht genug. Ich habe damals während meines Medizinstudiums Tagebuch geführt. Ein Eintrag gibt besonders deutlich wieder, wie ich mich gefühlt habe: »Ich komme mir vor, als säße ich in einem fahrenden Zug ohne Zugführer. Es gibt keine Fenster, kein Blick kann das Abteil verlassen. Alles ist mit Apparaten vollgestellt; aber für menschliche Wärme ist kein Platz. Ich würde gerne den Zug anhalten; ich fühle, er fährt in die falsche Richtung. Aber ich kann es nicht; niemand scheint dazu in der Lage zu sein. Ich kann nur abspringen. Worauf warte ich?«

Walter: Ich verstehe Dich gut. Leider trifft zu, was Du sagst, auch wenn es in den letzten Jahren aufgrund von zunehmender und berechtigter Kritik erste Ansätze für Änderungen gegeben hat. Ich gebe die Hoffnung nicht auf, dass diese Verbesserungen sich durchsetzen werden und die guten alten Werte wieder ein Schwerpunkt der Ausbildung sein werden. In unserer Kritik, so denke ich, haben wir durchaus einen Konsens gefunden. Ich vertraue darauf, dass uns dies auch in Bezug auf die Lösung gelingt.
Von meinem ersten Wegweiser habe ich aber einen wichtigen Aspekt noch nicht beleuchtet: Wer sich ausschließlich auf Apparate verlässt, sieht nicht richtig – oder gar nicht – hin.
Es gibt viele Formen des Wegsehens und Übersehens. Keine ist akzeptabel. Schon gar nicht das gezielte Übersehen von sozial schwachen Kranken oder Angehörigen von Minderheiten. Es darf nicht sein, dass Menschen

durch unser Gesundheitssystem zu sozialen Verlierern werden und Ärzte dieses Spiel mitmachen. Dagegen müssen wir uns wehren.

Das Ergebnis vom Wegsehen kann fatal sein; nicht selten kommt es zu Katastrophen. Dass überhaupt so viel übersehen wird, dürfen wir nicht allein auf die Zeitnot zurückführen, auch wenn sie eine große Rolle im heutigen medizinischen Alltag spielt. Oft fehlt auch eine bestimmte menschliche Grundeinstellung, und so entwickeln sich Desinteresse und Vorurteile. Wenn ein Arzt kein ehrliches Interesse am Patienten hat, so kommt es schneller zu Nachlässigkeiten.

Letztlich bleibt immer die Gefahr, etwas zu übersehen. Darum sollte ein Arzt in kritischen und hartnäckigen Fällen eine zweite Meinung einholen. Er muss sich darin trainieren, offen zu bleiben. Und glaub mir, das kann man tatsächlich üben! Nicht umsonst bilden die sieben Wegweiser, die wir miteinander besprechen wollen, kein abgeschlossenes System. Es muss immer Raum für Wachstum, Veränderung und Entwicklung geben. Es kann bereits hilfreich sein, wenn wir uns über die Kausalität unseres Handelns und Nichthandelns im Klaren sind. Die folgende Geschichte zeigt, welch tragische Folgen es haben kann, wenn man etwas übersieht. Das darf einem Arzt einfach nicht passieren!

Tod im Bad

An jenem trüben, nasskalten Novemberwochenende ging es in der Notaufnahme der Klinik zu wie in einem Taubenschlag. Inmitten von Alten und Jungen, Schwerkranken und Patienten mit Bagatellbeschwerden erschien unser altbekannter fast neunzigjähriger Patient, ein Winzer aus dem

Kaiserstuhl, mit seinem kleinen, alten, abgewetzten Lederköfferchen in der einen Hand und einem Knotenstock in der anderen. Etwas verloren stand er in seinem viel zu großen Mantel in der Eingangstür der Aufnahme und betrachtete das hektische Treiben um sich herum. Die Schwestern kannten ihn schon und fragten ihn: »Na, Herr M., was gibt's denn diesmal?« »Mir geht's nicht gut«, brachte er mit etwas weinerlichem Unterton hervor. »Der Kreislauf spielt wieder verrückt, und ich bin wieder hingefallen!« Er zog den Schlapphut von den Ohren und deutete auf seine Stirn. »Der Herzblock macht mir wieder zu schaffen.« Dann sackte er zusammen.

Sofort wurde er reanimiert und mit entsprechenden Medikamenten versorgt. Dann wurde ein provisorischer Herzschrittmacher gelegt. Schnell kehrten seine Lebensgeister zurück, und er verlangte nach einem Tag auf der Intensivstation, auf seine gewohnte Station verlegt zu werden. Die vorübergehende Herzinsuffizienz bildete sich unter den unterstützenden medikamentösen Maßnahmen zurück, und erneut begann die Diskussion um das Legen eines endgültigen Schrittmachers. »Ich habe doch schon so oft gesagt, dass ich das nicht will, ich bin ja die letzten beiden Jahre mit den Tabletten gut zurechtgekommen.«

Dann verschlechterte sich sein Allgemeinzustand. Er war zeitweise verwirrt, ohne dass sich der Herzrhythmus wesentlich verändert hatte, und das erklärten wir mit der zunehmend nachlassenden Kraft seines Herzens. Bei der Visite legte der Chef fest, dass keine erneute Verlegung auf die Intensivstation erfolgen sollte. In der Nacht hatte der Patient wieder eine Herzattacke, und wir mussten ihn ein zweites Mal reanimieren. Doch vergebens. Der Assistenzarzt stellte schließlich den Tod fest, und man fuhr M. auf einer Bahre ins Bad.

Die ganze Nacht über herrschte Unruhe auf der Station,

es gab ein paar hektische Zwischenfälle, zwei Schwestern waren durch Krankheit ausgefallen, der Stationsarzt hatte nach dem Nachtdienst die Klinik verlassen, und so kam es am Montagmorgen bei der Übergabe der Station dazu, dass M. im Badezimmer vergessen wurde. Alle nahmen an, dass er bereits von der Vorschicht in den Leichenraum hinuntergefahren worden sei.

Als später große Visite auf der Station war, öffnete sich die Tür zum Bad, und wie ein Gespenst erschien M. im weißen Flügelhemd tapsend auf dem Gang, die weißen Haare zu Berge stehend und immer stereotyp vor sich hin murmelnd: »Die haben mich hier vergessen. Ich habe Hunger, ich will jetzt was essen.«

Nachdem sich der erste Schreck gelegt hatte, wurde M. schnell von der Stationsschwester versorgt, und der Oberarzt hielt einen Vortrag über Scheintod und die schicksalhafte Fügung, dass die Medikamentenpause unserem Patienten wohl gutgetan habe.

Ein Jahr lebte unser Winzer noch – ohne Herzschrittmacher –, und von dem betreuenden Hausarzt erfuhren wir, dass er eines Nachts friedlich für immer eingeschlafen war.

Früher gab man übrigens Leuten, die beerdigt werden sollten, ein Glöckchen mit ins Grab. Das war für den Fall gedacht, dass ein Scheintoter sich bei seinem Begräbnis noch rechtzeitig aus dem Sarg melden konnte.

Walter: *Zum Abschluss des Themas »Hinsehen« noch ein Einblick in eine ganz andere Welt:*
Auf einer Reise nach Nordvietnam 1997 waren zwei bedeutende medizinische Zentren in Hanoi unsere erste

Station. Die Einladung in das Zentrum für Traditionelle Vietnamesische Medizin und in ein großes Kinderspital hatte uns eine befreundete französische Journalistin vermittelt. Sie war in Hanoi geboren und als Kind mit der Familie nach Frankreich ausgewandert, beherrschte ihre Muttersprache aber fließend. Nur ihrer Begleitung verdanke ich die tieferen Einblicke in ein System der Krankenversorgung, das ganz anders ist als das unsere.

Die beiden großen Kliniken in Vietnam haben mich als »westlich« orientierten Arzt tief beeindruckt: Schwestern und Ärzte hatten Zeit für ihre Patienten. Es herrschte keine Hektik, alle waren freundlich und zugewandt. Dabei erfüllten sie professionell und fröhlich ihre Aufgaben. Hier konnte ich auch weitere Erfahrungen in Bezug auf Akupunktur und Kräutermedizin sammeln. Ein spannendes Gebiet, das glücklicherweise ja inzwischen auch bei uns fester Bestandteil der Heilkunst geworden ist. In den Kliniken in Hanoi waren die Angehörigen der Patienten immer zugegen und halfen mit. Diese einfache und unkomplizierte Zusammenarbeit war gerade für Kinder, alte und gebrechliche Patienten einer der wesentlichen Faktoren ihrer Heilung. Ein gutes Beispiel für die Kraft einer Gemeinschaft!

Ganz anders die Situation im Norden von Nordvietnam. Große Gebiete sind dort nur mit Jeep oder zu Fuß erreichbar. In den einsamen Dörfern fernab jeder Zivilisation sind die Menschen auf sich gestellt. Ärzte, Ambulanzen oder Krankenhäuser sind oft Tagereisen entfernt. Ein Teil dieser Region nahe der chinesischen Grenze ist erst seit kurzer Zeit wieder für Touristen zugänglich. Dort habe ich Folgendes erlebt:

Zuckerwasser und Aspirin

Bergketten im blauen Dunst, Bambuswälder und von Wasser überflutete Reisfelder im zarten Grün der jungen Pflanzen. Frauen balancieren ihre Last auf den Schultern über die schmalen Wege zwischen den Feldern. Ein Bauer pflügt einsam mit seinem Wasserbüffel das Feld, wie zu Urzeiten. Spielende Kinder kommen schreiend und neugierig näher. Liebenswürdige und aufgeweckte Menschen lachen und grüßen freundlich. Ich bin erstaunt über ihre Offenheit Fremden gegenüber.

In dieser abgelegenen Region Nordvietnams gibt es aber auch menschliches Elend, vor allem wenn jemand erkrankt. Besonders schlimm ist es, wenn es sich um ein Kind handelt.

In einem dieser Dörfer, nahe der chinesischen Grenze, werden wir von den Dorfbewohnern zu einem schwer kranken etwa fünfjährigen Jungen gerufen. Es hat sich herumgesprochen, dass ich Arzt bin.

Der Kleine liegt in Schweiß gebadet auf seiner Decke inmitten eines großen Raumes, in dem sich das halbe Dorf versammelt hat. Heftig ringt er nach Luft, dazu auffallendes Nasenflügelatmen. Sein Gesicht, vor allem aber Lippen, Finger und Zehen sind bläulich verfärbt. Wie die Untersuchung ergibt, hat er eine Lungen- und begleitende Rippenfellentzündung und leidet unter heftigen Schmerzen beim Atmen. Seine Augen sind vor Angst weit geöffnet, als er mich erblickt. Ich hocke mich zu ihm nieder und berühre seine heiße Stirn. Nach wenigen Minuten schwindet die Angst vor dem »Riesen mit der langen Nase«, und er blickt mich Hilfe suchend an. Meine Begleiterin dolmetscht und erklärt, dass der Kleine seit zwei Tagen nicht gegessen und nicht getrunken habe.

Der Älteste des Dorfes hatte gerade einen bitteren grünen Kräutertee zubereitet, doch der Junge weigert sich heftig, ihn zu sich zu nehmen. Nicht frei von Bedenken probiere ich den Tee und signalisiere mit einem »Mmmh«, begleitet von einem Streichen über meinen Bauch, dass es sich hier um etwas Gutes handle. Mein kleiner Patient trinkt nun auch, und der Bann scheint gebrochen. Daraufhin bereite ich eine eigene Mischung aus Zuckerwasser und Aspirin Plus C zu. Das Kind ist von dem sprudelnden Getränk, von dem ich vorher einen Schluck nehme, so fasziniert, dass es nach dem Glas greift und es in einem Zug leer trinkt.

Einige Stunden später – unterstützt von einem Antibiotikum – geht es dem Kleinen schon viel besser. Als ich ihn nach zwei Tagen besuche, ist er kaum wiederzuerkennen. Er hat kein Fieber mehr, seine Augen strahlen mich an. Er überreicht mir ein Bild, das er für mich gemalt hatte.

Dieses »Honorar« hat mich in besonderer Weise beglückt.

Carlo: *Eine interessante Geschichte – und ein gutes Beispiel für den Effekt von Hinsehen und intuitivem Handeln. Hier bei uns in Ecuador könntest Du ein reiches Betätigungsfeld finden!*
Ich möchte Dir noch einen Tipp geben. Fasse das ganze Kapitel doch abschließend zusammen – und zwar aus der Sicht des Patienten. Biete ihm ein praktisches »To do«. So eine Checkliste kann eine Brücke von der Theorie in die Wirklichkeit sein. Übersetze Deine Gedanken in eine konkrete Handlungsanweisung: Was kann der Patient mit diesem ersten Wegweiser anfangen? Was kann er von seinem Arzt erwarten?

Walter: *Ich habe mich gleich drangesetzt, eine solche Checkliste zu erstellen. Hier ist sie:*

Checkliste

HINSEHEN –
Untersucht mich der Arzt mit seinen Augen?

1. Schaut der Arzt mich überhaupt an (Augenkontakt) oder schaut er weg – oder sogar durch mich hindurch?

2. Untersucht er mich aufmerksam mit seinen Augen, oder greift er gleich zu den Apparaten?

3. Nimmt er mich ernst?

4. Geht er auf das ein, was er gesehen hat?

Gut fragen heißt viel wissen.
ARABISCHES SPRICHWORT

Der zweite Wegweiser: Fragen und Zuhören

Fragen und Zuhören sind essenzielle Bestandteile jeder persönlichen Begegnung. Für den Arzt bieten sie die große Chance, zunächst *unsichtbare* Hintergründe und Zusammenhänge in Erfahrung zu bringen. So ergänzt und vertieft er die Untersuchung mit seinen Augen.

Oft trägt ein Kranker Probleme, Ängste und Sorgen mit sich herum. Wenn der Arzt mehr über den Patienten weiß, kann er dessen Zustand leichter einordnen. Kennt er entscheidende und Krankheit verursachende Hintergründe *nicht,* können seine ärztlichen Maßnahmen zu kurz greifen.

Für den Arzt gilt, was auf jede Begegnung zutrifft: Unterhalten sich zwei Menschen, so treffen zwei Welten aufeinander. Da ist es nicht einfach, die Welt des anderen zu verstehen. Gute Fragen öffnen die Tür zu der anderen Welt; und solange wir aktiv zuhören, erhalten wir jene wichtigen Eindrücke, die uns den anderen verstehen helfen.

Durst

Eines Sommers herrschte eine Hitzeperiode, die Straßen-
cafés, Biergärten und Schwimmbäder platzen ließ. Die Städte
im Rheinland waren abends von südländischem Flair. Für
die ärztliche Versorgung der Patienten in den Praxen und
Krankenhäusern und der Bewohner in Altersheimen hatte
diese Hitzewelle einen ganz anderen Aspekt: Die Versorgung
der alten Menschen mit Flüssigkeit war zu einem großen
Problem geworden.

An einem dieser heißen Tage wurden wir von einem
Altersheim gebeten, Frau K. aufzunehmen, die einen Kreislaufkollaps erlitten hatte. Als die Feuerwehrleute die vierund-
neunzigjährige Dame auf die Station zur Aufnahme brachten, unterbrachen wir die Visite, und ich erkundigte mich
bei ihnen: »Was hat denn unsere alte Dame, meine Herren?« »Der Doktor hat ›Kreislaufkollaps‹ auf die Einwei-
sung geschrieben. Wir meinen, sie ist vollkommen verwirrt.«
Sie reagierte sehr verlangsamt und antwortete nicht auf
Fragen.

Es lag ein Exsikkose vor, das heißt, ihr fehlte eine Menge
Flüssigkeit, sie war »ausgetrocknet«. Sie wurde umgehend
mit Infusionen versorgt. Der flehentliche Blick ihrer blauen
Augen hatte mich berührt, und ich fragte am folgenden Morgen die Stationsärzte nach ihrem Befinden. Es ginge ihr besser, allerdings sei sie immer noch etwas verwirrt. Diese Aus-
kunft genügte mir nicht, deshalb ging ich zu der Patientin
und begrüßte sie: »Guten Morgen, Frau K.!« Auf diesen
Gruß kam in schönster Kölner Mundart die Frage: »Wer sed
Ihr dann?« »Ich bin der Chefarzt!« Dann musterte sie mich
einen Augenblick und war offensichtlich durch meine blaue
Endoskopiekleidung, die ich in dem Moment trug, verunsichert. »Ich han jedacht, Ihr seid hier der Pfleger.« (Ich habe
gedacht ...) Diese Bemerkung amüsierte mich einerseits,

andererseits war mir schnell klar geworden, dass es mit der Diagnose »Verwirrtheit« nicht sehr weit her sein konnte. Im heimatlichen Tonfall fragte ich dann: »Wo kommen wir denn her, Frau K.?« »Aus dem Altersheim in Jodesberg (Godesberg).« – »Nein, ich meine, wo Sie jeboren sin (geboren sind) – Ehrenfeld oder Nippes?« – »Nee, Deutz.« Als ich dann etwas provokant sagte: »Ach du liebe Zeit, von der ›schääl Sick‹ (der ›anderen Rheinseite‹)«, blitzten ihre Augen auf, und sie drohte mir mit einem dünnen, knochigen Zeigefinger: »Hallo, hallo, dat will ich aber überhört han.«

Ich hatte längst erkannt, dass ihr Kreislaufkollaps nur ein Flüssigkeitsmangel gewesen war. Dennoch fragte ich sie, um ihren Geisteszustand zu testen, nach der guten alten Zeit in Köln vor dem Zweiten Weltkrieg und wie denn früher in ihrer Jugend der Karneval gewesen sei. Doch es kam nur ein knappes: »Wunderbar!«

»Wir machen jetzt einen Test«, sagte ich der Patientin, die sofort konterte: »At widder?«, was so viel heißen sollte wie: schon wieder, muss das sein, ist mir lästig. Ich wandte mich an die beiden Schwestern und die Stationsärzte und sagte: »Fangen wir mit dem Test bei Ihnen an. Ich gebe Ihnen drei Worte: ›Wenn … der … Pitter …! Was heißt das?‹« Die ungläubigen Blicke meines Teams sprachen Bände: »Was soll das denn?« Meine Frage hatten sie nicht verstanden und konnten sie auch nicht beantworten. Ich wandte mich der Patientin zu: »Frau K., ich gebe Ihnen jetzt drei Worte, und Sie versuchen einmal, etwas damit anzufangen.« Ich neige mich zu der Patientin, und unhörbar für die Umstehenden raunte ich ihr dieselben drei Worte zu, allerdings in der Melodie des bekannten Kölner Karnevalsliedes »Wenn … der … Pitter …«. Wie aus der Pistole geschossen kam die Fortsetzung des Liedes: »… Ärm in Ärm mim Apollonia, still vergnöch om Heimwech an zu knutschen fing« (… Arm im Arm mit Apollonia, still vergnügt auf dem Heimweg …), wobei sie das Wort »knutschen« fast jubelnd hervorstieß. »Vielen Dank, Frau K., das war wunderbar.«

Für mich begann dieser Morgen ganz nach meinem Geschmack. Meine Mitarbeiter wirkten sehr verblüfft; ich verabschiedete mich von der Patientin und wandte mich der Tür zu. Aus dem Bett ertönte es dann: »Moment ens, Herr Doktor.« Und ich ging noch einmal zurück und fragte: »Was gibt's denn noch?« »Mit dem Karneval, dat is ein wirkliches Problem.« »Was für ein Problem?«, fragte ich. Und sie, mit einem verschmitzten Lächeln: »Minge Jahrjang is nit mer so jefrocht.« (Mein Jahrgang ist nicht mehr so gefragt.)

Als Belohnung stellte ich ihr ein schönes Gläschen Bier am Abend in Aussicht. Ihr Kommentar: »Hätten die im Altersheim auch ruhig maache könne.«

Anmerkung:
Die Austrocknung eines älteren Menschen – oft lässt das Durstgefühl im Alter nach – kann sehr schnell zu den verschiedensten körperlichen, aber auch psychischen Veränderungen führen. Selbst für den Laien sind Zeichen der Austrocknung eines Menschen schnell erkennbar. Wer kennt nicht das »Greisengesicht« von Kleinkindern, die unterernährt, aber vor allem ausgetrocknet sind. Bilder aus Flüchtlingslagern zeigen oft Kinder oder Erwachsene, die ausgetrocknet sind. Vor allem fallen dann die tief liegenden Augen durch den Wasserentzug des Fettgewebes in den Augenhöhlen auf. Beim Abtasten der Zunge stellt man fest, dass diese sich trocken und rau anfühlt.

Carlo: *Frau K. hätte ich auch gerne kennengelernt. Ich habe gerade noch einmal Deinen zweiten Wegweiser gelesen. Du berührst damit erneut einen meiner »wunden Punkte«. Ich war immer ungeduldig.*

Nach dem Motto »Zeit ist Geld« ist Ungeduld für einen Unternehmer bisweilen durchaus richtig. Andererseits hatte ich doch in einigen Lebenslagen Ärger mit meiner Ungeduld. Kann man Geduld lernen?

Walter: *Ich bin selbst von Natur aus nicht der Geduldigste, aber ich habe es lernen müssen, geduldiger zu werden. Ich habe einen bestimmten Qualitätsanspruch an mich selbst, und um diesem gerecht zu werden, brauche ich Geduld zum Zuhören und Nachfragen.*
Für den Heilberuf gilt: Je nach Schwere der körperlichen und psychischen Belastung des Patienten ist Geduld unabdingbar. Hier kann ich nur noch einmal dringlich davor warnen, dass Zeitnot die Oberhand gewinnt.
Weißt Du, nach welcher Zeitspanne Ärzte im Durchschnitt ihre Patienten unterbrechen? Nach 18 Sekunden! Das ist ein schlimmer Missstand. Ärzte müssen sich aber Zeit nehmen. Ansonsten verfehlen sie in vielen Fällen den entscheidenden Punkt bei einer Krankheit. Die nächsten beiden Geschichten zeigen, wie wichtig Geduld ist.

Gefährliches Hobby

M., Ministerialbeamter und Abteilungsleiter in einem der Bonner Ministerien, galt als fleißig und loyal und wurde bei Untergebenen und dem Minister als Beamter in jeder Beziehung geschätzt. Eines Tages rief seine Sekretärin an: »Mein Chef kam erst vor acht Tagen gut erholt aus dem Urlaub zurück, aber er kränkelt schon wieder. Können Sie uns kurzfristig einen Termin geben?«

M. war ein sehr ruhiger, freundlicher Mann. Sein fein geschnittener italienischer Anzug, das blütenweiße Hemd und die dezente, aber sehr geschmackvolle Krawatte gaben ihm ein vornehmes Aussehen. Er hüstelte seit einigen Tagen, fühlte sich schwach, fröstelte und klagte vor allem über Konzentrationsschwäche. »Sie müssen mir unbedingt sofort etwas geben, damit ich meine Dienstreise in die USA antreten kann. Ich muss den Minister begleiten und darf auf keinen Fall krank sein!«

Nach seiner Rückkehr von der Dienstreise bedankte er sich für die schnelle Hilfe. Das Medikament habe sofort geholfen, und das Fieber sei auch ganz schnell zurückgegangen. Eine Zeit lang hörte ich nichts von ihm. Dann kam ein Hilferuf, wiederum durch die Sekretärin übermittelt, und ich sah den Patienten diesmal in einem wesentlich schlechteren Zustand. Klinisch ließ sich sehr schnell eine Lungenentzündung diagnostizieren, die sich im Röntgenbild bestätigte, und ich nahm ihn stationär auf. Die erforderlichen Untersuchungen auf Bakterien, Pilze und Viren hatten keine diagnostischen Hinweise ergeben, und ich diskutierte daher mit meinem Team die Frage, woher seine immer wiederkehrenden Fieberschübe und die Lungenentzündung kämen. Die Ursache konnten wir zu diesem Zeitpunkt nicht feststellen. Die unspezifischen medikamentösen Maßnahmen schienen nach acht Tagen wiederum erfolgreich, und der Patient konnte seine Arbeit bald wieder aufnehmen. Dennoch folgten zwei weitere Attacken, die allerdings in anderen Krankenhäusern behandelt und zu klären versucht wurden.

Erst nach zwei Jahren sahen wir unseren Patienten wieder. Diesmal berichtete er, dass er sich in seinem Urlaub im Süden phantastisch erholt habe, aber nach zwei Tagen habe dasselbe Spiel wieder begonnen: Husten, etwas Fieber und Unwohlsein und vor allem diese furchtbare Unkonzentriertheit. An diesem Abend wurde mir klar, was der Hausarzt und auch wir und die Ärzte der beiden anderen Krankenhäuser verpasst hatten. Wir versuchten nun erneut, seine Vorgeschichte zu durchleuchten, und ganz nebenbei fragte ich ihn, was er für Hobbys habe. »Nun, ich bin im Schachklub.« Einen Zusammenhang zwischen Schachklub und Lungenentzündung konnte ich nicht erkennen, und ich bohrte weiter. »Ja, und dann habe ich ja mein Spezialhobby. Ich züchte Tauben!« Sein wie aus dem Ei gepelltes Äußeres hatte uns nicht unbedingt an einen Taubenzüchter denken lassen, und so hakte ich nach: »Erzählen Sie doch einmal.« »Wenn ich nach Hause komme, schmeiße ich mich in meine Arbeitsklamotten, gehe hoch in den Taubenschlag und versorge meine Meisterflieger. Ich habe zwei Weltmeister und einen Deutschen Meister unter meinen Tauben; einen Weltmeister habe ich gerade erfolgreich verkauft.«

Da fiel es mir wie Schuppen von den Augen. Es handelte sich um eine typische Vogelzüchterlunge, die diagnostisch schwer zu erkennen ist, wenn man nicht daran denkt. In diesem Fall hatte uns der Patient sein Hobby, das wegweisend für die Diagnose war, nicht mitgeteilt. Er berichtete dann, dass er zeitweise in einem kleinen Ferienhaus in der Eifel lebe. Da gehe es ihm immer gut. Seine Frau hatte schon mehrfach die richtige Vermutung gehabt: »Auf irgendetwas bist du hier zu Hause allergisch.« M. war allergisch gegen seine Tauben. Ich habe dann mit beiden die Problematik besprochen und M. erklärt, dass er sich entweder von den Tauben trennen oder aber in Kauf nehmen müsse, immer wiederkehrende Schübe zu haben, die aber irgendwann auch einen tödlichen Verlauf nehmen könnten. Seine Frau klatschte in die Hände: »Endlich bin ich das Problem los!« Allerdings musste ich ihre Freude ein wenig dämpfen, denn ihr Mann tat mir leid. Sein großes Hobby und sein Erfolg als Taubenzüchter zeigten, dass er mit Tieren sehr gut umgehen konnte. Er verabschiedete sich mit gemischten Gefühlen. Einerseits war er beruhigt, weil endlich die Ursache seiner Erkrankung geklärt war. Andererseits war er sehr traurig: »Dann muss ich mich jetzt von meinen Lieblingen trennen.«

Walter: *An dieser Geschichte lässt sich sehr gut zeigen, warum wir Ärzte die Ursache von M.s Erkrankung zunächst nicht feststellen konnten. Wir hatten uns von dem sehr gepflegten Äußeren täuschen lassen. Hätte man sorgfältiger und intensiver die Vorgeschichte erforscht, hätte man die alte Weisheit, auch Ehegatten oder Partner zu befragen, befolgt, dann wäre man sicher früher auf die Diagnose gekommen. Das Hobby Schach passte zu ihm. Aber dieses Hobby, das mit Schmutz und Kot und Federn zu tun hatte, konnten wir natürlich nicht in die ersten Überlegungen mit einbeziehen – so entstehen Fehler!*
Die Quintessenz einer solchen Geschichte ist gerade für Studierende oder junge Ärzte von Wichtigkeit: Man darf sich von dem äußeren Erscheinungsbild eines Patienten allein niemals leiten lassen. Der Mensch muss immer im großen Zusammenhang seiner Umgebung, seines sozialen Umfeldes, seiner Leidenschaften und seiner Laster gesehen werden. Dazu muss man eben den zweiten Wegweiser in seiner ganzen Konsequenz befolgen: nämlich einfühlsam und vor allem geduldig fragen und zuhören.

Mobbing in der Schule

L. war intelligent, strebsam und zu Hause wohlbehütet. Als Einzelkind hatte er ein Problem mit seinen Mitschülern, die ihn schon auf dem Schulweg mit den Worten begrüßten: »Haha, da kommt Lulu, der Streber!« Vor allem die Mädchen in seiner Klasse hänselten ihn häufig, seine starke Kurzsichtigkeit versetzte ihn immer in die Rolle des Wehrlosen. Die

Mutter hatte ihm strenge Auflagen erteilt, sich nicht mit den anderen Kindern anzulegen, Hänseleien ruhig zu ertragen und vor allem den nicht so guten Mitschülern stets zu helfen. Im Laufe der zehnten Klasse fiel auf, dass L. immer stiller wurde, sich immer mehr in sich zurückzog und nur auf Ansprache vonseiten der Lehrer antwortete; sich zu melden traute er sich schon längst nicht mehr. Häufig fehlte er einen oder zwei Tage wegen angeblicher Bauchschmerzen, war vielfach mit seiner Mutter bei verschiedensten Ärzten, ohne dass eine Ursache dafür gefunden wurde. Unvorsichtigerweise hatte der Klassenlehrer nebenbei die Bemerkung gegenüber der Klasse fallen lassen: »L. ist ein Hypochonder.«

Die Hänseleien arteten von da an immer mehr aus, plötzlich war seine Schultasche in der Pause verschwunden, es fehlten Hefte, oder jemand hatte auf seinen Sitz Uhu-Kleber verteilt, der dann an seinem Hosenboden haften blieb und zu einem brüllenden Gelächter der Klasse führte, als er aufstehen wollte. Alle mobbten ihn – mit Ausnahme eines Mädchens, der Jüngsten und Kleinsten in der Klasse, die sich an diesen groben Scherzen nie beteiligte.

Ein neu hinzugekommener Schüler, zwei Jahre älter als die meisten aus der Klasse, veränderte für Lulu, den »Außenseiter«, die Situation in der Schule dramatisch: Athletisch gebaut und aggressiv im Verhalten, nahm er sich L. fast täglich vor. Dessen schulische Leistungen ließen nach, oft kam er ohne Hausaufgaben in die Schule und schien zeitweise »wie gelähmt«. Der Vater kümmerte sich um seinen Sohn wenig, bezeichnete ihn als Feigling, sodass dieser über die Quälereien in der Schule absolutes Stillschweigen bewahrte.

Mit einer akuten Psychose kam der sechzehnjährige abgemagerte, blasse Junge eines Samstagnachts in die Notaufnahme. Er hatte hohes Fieber, und erst nachdem seine Mutter widerwillig den Untersuchungsraum verlassen hatte, konnten wir den Jungen untersuchen. Er hielt sich krampf-haft den Bauch, jammerte leise vor sich hin und vermied es, die Beine zu strecken und sich aufzusetzen. Ein normales Patienten-Arzt-Gespräch schien unmöglich, und wir nahmen ihn stationär auf. Eine Blinddarmentzündung war zunächst nicht wahrscheinlich. Wir erklärten der Mutter, dass es sich hier um einen Fall von Fieber unklarer Ursache handele und wir ihn unbedingt beobachten müssten. Nur mühsam gelang es, die Mutter, eine Gymnasiallehrerin, davon zu überzeu-gen, dass ohne sichere Anzeichen für eine akute Blinddarm-entzündung zunächst nicht operiert würde.

In der Nacht schaute ich nach dem Jungen, der immer noch still in sich gekehrt wirkte. Ich untersuchte ihn noch einmal, und beim Abhören seiner Lunge fielen mir zwei große Pflaster oberhalb des Schulterblatts auf. Auf die Frage, was darunter sei, kam nur: »Weiß ich nicht.« Ich wollte die Pflaster vorsichtig entfernen, und jetzt erlebte ich eine ganz andere Seite des jungen Patienten. Erst begann er laut zu wimmern, dann schrie er und wollte weglaufen. Nachdem ich ihn etwas beruhigt hatte, konnte ich ihn überzeugen, dass ich mir das ansehen müsste. Die Haut in der Umgebung eines kreisrunden schwarzen Hautdefektes war gerötet, und da-runter schien sich Eiter angesammelt zu haben. In einer Vorlesung in der Hautklinik waren uns einmal solche Ver-änderungen, am ganzen Körper verteilt, als »Kuriosum« vor-gestellt worden. Es handelte sich damals um einen jun-gen Mann mit einem Münchhausen-Syndrom (siehe auch Kapitel »Der fünfte Wegweiser«), der sich mit einer bren-nenden Zigarette selbst verstümmelt hatte. Ich fragte unse-ren Patienten ganz direkt und energisch: »Wer war das? Keine Ausflüchte und keine falschen Erklärungen!« Er be-gann heftig zu schluchzen und schüttelte den Kopf. »Wer hat dir die brennenden Zigaretten rechts und links auf dem Rücken ausgedrückt?« Nach einigem Schweigen nannte er dann den Namen des älteren Mitschülers, der ihn in der Turnstunde auf der Toilette in die Ecke gedrängt und so sadistisch gequält hatte. Im Rahmen dieser lokalen Infektion hatte sich offensichtlich eine Staphylokokken-Sepsis (eine Blutvergiftung durch Staphylokokken-Bakterien) entwickelt, eine tödliche Bedrohung.

Wir übernahmen den Jungen sofort auf die Intensivstation der Klinik. Es dauerte eine Woche, bis die entsprechende Therapie mit einer Antibiotikakombination eine Besserung zeigte. Seine kleine »Beschützerin« kam zwei Wochen lang jeden Morgen vor der Schule auf der Station vorbei, um ihm Mut zu machen. Sie blieb zehn Minuten am frühen Morgen – wir hatten ihr diese Zeit außerhalb der üblichen Besuchszeit erlaubt – und fuhr dann in ihre Schule. Diese Zehn-Minuten-Gespräche blieben unser kleines Geheimnis. Die offizielle Stellungnahme der Klinik hieß: »Er schwebt in Lebensgefahr! Keinerlei Besuch außer den Eltern.«

Der schuldige Schüler flog von der Schule. Auf eine Anzeige hatten die Eltern unseres Patienten verzichtet. Auf die Frage des Chefs, was denn den Jungen gerettet habe, antwortete ich: »Die Zehn-Minuten-Gespräche!«

Walter: *Ich hatte Dir ja oben schon angekündigt, dass es einen weiteren Aspekt der Geduld gibt. Es handelt sich hierbei meist gar nicht um passives Abwarten, sondern um aktives Tun. Das wird oft falsch verstanden. So ist es zum Beispiel in vielen Fällen wichtig, einen zweiten und dritten Gesprächsansatz zu suchen. Ärzte müssen ausdauernd sein und einfach noch einmal neu Anlauf neh-*

men, neu das Gespräch suchen – von sich aus und vor allem in Ruhe. Der Patient honoriert diese besondere Zuwendung oft genug mit ungewöhnlicher Offenheit.

Für uns Ärzte ist es nicht immer leicht, offen und ohne Vorurteile zu sein. Oft sind wir in unserem Bemühen, eine Diagnose richtig zu stellen, in Gefahr, »berufsblind« zu sein. Wir sehen viele Symptome durch die Brille zuvor gemachter Erfahrungen. Das lässt sich fast nicht verhindern. Darum sind wir stark auf die Mithilfe der Patienten – und ihrer Angehörigen – angewiesen. Sie zeigen uns oft die Richtung zum wahren Problem – wie die nächsten Geschichten verdeutlichen.

Ich möchte jetzt noch ein heikles Thema mir Dir besprechen: Was kann ein Arzt tun, wenn ein Kranker nicht gesund werden will?

Es gibt eine interessante Begebenheit im Neuen Testament: Ein schwer gichtkranker Mann liegt seit 38 Jahren am Teich Betesda. Dorthin werden viele Kranke gebracht, weil man sich von dem Wasser eine Heilwirkung erhofft. Es ist also offensichtlich, dass der Mann Heilung sucht – warum sonst liegt er in der Nähe dieses Teichs? Erstaunlich ist das Vorgehen von Jesus, als er erfährt, dass der Gichtkranke seit fast vier Jahrzehnten darauf hofft, gesund zu werden. Er fragt den Mann: »Willst du gesund werden?«

Wir können nur vermuten, warum Jesus diese Frage stellte. Aber ich kann Dir sagen, was ich in den vielen Jahren als Arzt erlebt habe. Viele Menschen verbreiten zwar den Anschein, Heilung zu suchen, aber in Wahrheit wollen sie gar nicht wirklich gesund werden.

Die Gründe können vielschichtig sein: Viele haben sich in ihre Krankheit hineingefunden, sich in ihr eingerichtet, definieren sich über sie. Die gut bekannte Beschränkung und die feste Routine geben ihnen eine gewisse Sicherheit. Unter dem »Vorwand« der Krankheit können sie so leben, wie sie es wollen – gleichzeitig behaupten sie, nicht anders zu können. Auch bekommen sie möglicherweise mehr Aufmerksamkeit. Der Kranke ist oftmals der mächtigste Mensch in der Familie. Nicht zu vergessen: Mit schlechter Gesundheit wird gerne das Scheitern grandioser Lebenspläne gerechtfertigt.

Ein Arzt scheint machtlos zu sein, wenn der Patient nicht wirklich den Willen hat, gesund zu werden. Doch oft helfen gezieltes Fragen und geduldiges Zuhören. Und nun einige praktische Tipps.

Praktische Tipps

Das können Sie als Patient tun, um Ihren Arzt zu unterstützen:

1. Schreiben Sie vor dem ersten Arztbesuch Ihre Krankheitsgeschichte auf. Geben Sie dem Arzt eine Kopie davon. So erhält er schnell ein Bild der relevanten Punkte, und Sie vergessen in der Aufregung nichts. Helfen Sie also dem, der Ihnen helfen will.

2. Wenn Sie nervös sind, so schreiben Sie Ihre Fragen auf, oder bringen Sie einen Angehörigen mit, der sich in dieser Situation besser ausdrücken kann.

3. Bauen Sie beizeiten ein gutes Verhältnis zu Ihrem Hausarzt auf – nicht erst in der Not. Er kann Sie dann an einen Facharzt verweisen und verschafft Ihnen so

möglicherweise im wahrsten Sinne des Wortes mehr
»Behandlung« und Aufmerksamkeit. Zudem haben
Sie dann jemanden, der Sie und Ihre Lebensumstände
kennt und mit dem Sie die Befunde der Spezialisten
besprechen können.

4. Achten Sie die Zeit des Arztes. Fragen Sie sich: Ist
   das wirklich wichtig, was ich erzähle? Wenn Sie
   einmal mehr Zeit mit dem Arzt benötigen, so fragen
   Sie die Sprechstundenhilfe, wann dafür der beste
   Termin wäre.

5. Vergessen Sie nie: Wie jede Beziehung ist auch
   die zu Ihrem Arzt ein Geben und Nehmen. Wenn er
   Ihnen hilft, zeigen Sie ihm Ihre Dankbarkeit.

**Das können Sie tun,
um Ihre Genesung zu unterstützen:**

6. Halten Sie den Gesundheitsplan ein, den der Arzt
   Ihres Vertrauens erstellt. Seien Sie konsequent und
   diszipliniert.

7. Richten Sie, wenn irgend möglich, Ihren Fokus nicht
   auf die Krankheit. Lenken Sie sich ab, und leben Sie
   möglichst »normal«.

8. Sprechen Sie mit anderen nicht ständig über Ihre
   Krankheit; sie bekommt sonst mehr Gewicht.
   Natürlich brauchen Sie Vertraute, denen Sie sich
   mitteilen können. Aber erhalten Sie sich auch

Themen, die nichts mit der Krankheit zu tun haben.

9. Stellen Sie sich vor, Sie wären gesund. Stellen Sie sich Szenen aus Ihrem Alltag vor, die Sie als Gesunder leben. So unterstützen Sie Ihre Selbstheilungskräfte.

10. Hadern Sie nicht mit Ihrem Schicksal. Vielleicht gibt es etwas, das Sie durch die Krankheit lernen können. Vielleicht nutzen Sie den Moment, um einige Lebensgewohnheiten zu ändern.

Carlo: *Ich hätte da noch einen weiteren Tipp parat: »Seien Sie freundlich zu der Sprechstundenhilfe und den anderen Helferinnen und Helfern der Ärzte. Machen Sie sie zu Ihren Verbündeten; sie können Ihnen viel abnehmen und vieles in Ihrem Sinne regeln. Blumen und andere Aufmerksamkeiten sind ausdrücklich erlaubt.« Übrigens: Ich ahne, warum Du Deine Gedanken über das Gesundenwollen nicht unter Deine zehn Tipps aufgenommen hast ... Es ist Dir wohl nicht möglich, die Vielfalt Deiner Einsichten dazu zu einem einzigen »Gebot« zu verdichten. Aber vielleicht kann ich sie für Dich zusammenfassen – gewissermaßen als Zusatztipp: »Sie brauchen den klaren Willen, gesund zu werden. Machen Sie sich klar: Ihre Krankheit bietet Ihnen keinen Vorteil, den Sie nicht auch auf einem anderen Weg leichter erreichen könnten.« Wie gefällt Dir das?*

Walter: *Ganz gut. Jedoch bleibe ich bei meiner Meinung, dass man über den Willen zum Gesundwerden nur in einem persönlichen Gespräch reden kann.*
Es fehlt aber noch ein wichtiger Aspekt zum zweiten Wegweiser. Wir müssen noch besprechen, was geschehen kann, wenn wir

    1. nicht richtig fragen und nicht richtig hinhören, den Patienten überhören

oder wenn wir

    2. sogenannte Killerfragen stellen, die zu einem »Nocebo-Effekt« führen.

Es gibt im Grunde genommen nur einen dauerhaften Schutz vor diesen Gefahren: echtes, geduldiges Interesse an dem Patienten. Der Arzt sollte selbstkritisch bleiben. Habe ich richtig gefragt? Zugehört? Richtig hingehört? Sogenannte Killerfragen oder »Killerphrasen« sollten unbedingt vermieden werden, zum Beispiel: »Sind Sie immer so empfindlich?« »Warum haben Sie wieder Ihre Medikamente vergessen einzunehmen?« »Wieso kommen Sie mit Ihren Schmerzen so spät am Abend in die Notaufnahme?« »Ohne Ihre Mitarbeit werden Sie das Problem nie los!« Das führt zu Verunsicherung oder sogar Verwirrung des Patienten, erzeugt Ängste und Misstrauen und kann für den Arzt wiederum zu Fehldiagnosen und falschen Entscheidungen führen.
In dem für alle Ärzte wichtigen Buch »Arzt und Patient – Begegnung im Gespräch« von Linus Geisler findet sich eine gute Übersicht zu diesem Thema im Kapitel »Häufig gebrauchte Kommunikationsstörer«.
Der Begriff »Nocebo« ist Dir ja sicher noch geläufig. Das

erstmals 1961 beschriebene Nocebo-Phänomen (lat. für: »Ich werde schaden«) ist weitaus weniger bekannt als der Placebo-Effekt. Beim Nocebo-Phänomen erwartet der Patient ein spezifisch negatives Ereignis, und dieses tritt auch tatsächlich ein. Es handelt sich also sozusagen um eine sich selbst erfüllende negative Prophezeiung. So litten beispielsweise Teilnehmer einer klinischen Studie zu Aspirin, die man vor möglichen gastro-intestinalen Nebenwirkungen gewarnt hatte, dreimal häufiger an diesen Symptomen als jene Teilnehmer, denen man keine »Warnung« gegeben hatte.

Der Nocebo-Effekt ist also das genaue Gegenteil des Placebo-Effekts. Bei Letzterem wird bekanntermaßen ein Medikament verabreicht, das echter Medizin in Geschmack und Aussehen gleicht, ohne dessen Wirkstoffe zu enthalten. Obwohl der Patient also zum Beispiel nur gefärbten Zucker einnimmt, verbessert sich sein Zustand und mildern sich seine Beschwerden. Das zeigt, welche Kräfte bei der Gesundung mitwirken, Phänomene, die wir erst begonnen haben zu erforschen. Im Übrigen ist der positive Effekt umso größer, je mehr über die angebliche positive Wirkung des Medikaments gesprochen wird. Ich glaube, ich übertreibe nicht, wenn ich sage, dass die Umsetzung meiner sieben Wegweiser bereits einen Placebo-Effekt auslösen kann. Dazu später mehr.

Beim Nocebo-Effekt hingegen ist es genau andersherum. Hier werden die Heilungschancen verschlechtert, ohne dass objektiv ein neues Hindernis entstanden wäre. Das kann durch vieles geschehen. Jemand kann zum Beispiel der Meinung sein, Gift eingenommen zu haben, und er entwickelt tatsächlich Vergiftungserscheinungen. Aber dieser Effekt tritt unter Umständen auch ein durch unbedachte oder falsch verstandene Worte. Die folgende Geschichte verdeutlicht die Gefahren.

Der unerfahrene Student

Der einzige Sohn einer reichen und angesehenen Familie hatte ein glänzendes Vorexamen gemacht. Die Eltern hatten ihm zur Belohnung eine Weltreise geschenkt, und zum ersten Mal war er viele Monate allein in Asien unterwegs gewesen. Nach seiner Rückkehr rief sein Vater besorgt bei meinem Chef an: »Mein Sohn ist nach seiner Asienreise so verändert, ich habe Sorge, dass er eine Gedankenflucht hat, er ist ungeduldig und zeitweise aggressiv!«

Bei der Aufnahme in die Klinik fiel zunächst auf, dass er sehr verhalten, fast autistisch wirkte. Die Eltern übernahmen ständig die Schilderung seiner Anamnese und ließen sich auch nicht davon überzeugen, dass wir mit dem Patienten allein sprechen mussten. Bei der Untersuchung bemerkte ich sein stark geschwollenes und überwärmtes Kniegelenk. Als ich ihn später noch einmal in seinem Krankenzimmer besuchte, wollte er in sehr fordernder Weise wissen: »Was habe ich denn nun? Was ist denn die Ursache für das geschwollene Knie?« Ich erläuterte ihm die verschiedenen Ursachen, unter anderem auch die Möglichkeit, dass es sich um eine Geschlechtskrankheit handeln könnte. Er wurde blass und sprach nicht mehr. Ich berichtete meinem Chef darüber, und er schlug vor: »Sie müssen mit ihm heute Abend noch ein Gespräch führen und ihn dazu bringen, dass er sich öffnet.«

Das tat ich. Ich erklärte dem Patienten, dass das ganze Krankheitsbild, auch mit dem Fieber, gut zu einer Gonorrhöe (»Tripper«) passen würde, was aber heute gut behandelt werden könnte. Unter Tränen gab er dann zu, in Bangkok eine junge Frau kennengelernt zu haben, die auch studierte und in die er sich sofort verliebt hätte. Dass es sich in Wirklichkeit um eine Dame des »horizontalen Gewerbes« handelte, war ihm nicht klar geworden. Das Fieber, das geschwollene

Kniegelenk, seine Angst und die Anrufe der besorgten Eltern hatten ihn dazu veranlasst, die Reise sofort abzubrechen. Der Ausfluss aus der Harnröhre war ihm peinlich, weshalb er ihn zunächst auch uns verschwiegen hatte. Wir erklärten ihm, dass er keine Sorge zu haben brauche und dass nach drei Tagen Penicillin der Spuk zu Ende sei. Ich erläuterte ihm dann noch die weiteren diagnostischen Schritte und dass wir auch die Wassermannreaktion (Blutuntersuchung auf Syphilis) wegen der Möglichkeit der Doppelinfektion mit dieser Krankheit durchaus mit erwägen müssten. Bei der Visite am folgenden Tag fragte der Chef nach dem Ergebnis der Wassermannreaktion, und ich sagte: »Wassermann ist negativ.« Nach der Visite war unser Patient und wohlbehüteter Sohn seiner Eltern verschwunden. Sämtliche Sachen hatte er auf der Station zurückgelassen und meldete sich erst am Abend in der Klinik, er wolle sich umbringen, es wäre für ihn sowieso alles vorbei. Nachdem ich ihm dann erklärt hatte, dass »Wassermann negativ« ein positives Ergebnis sei, war er bereit, wieder in die Klinik zurückzukehren, und nach wenigen Tagen konnten wir ihn nach Hause entlassen.

Walter: *Ärzte müssen also beachten: Vorsicht bei der Aussage »negativ« oder »positiv«, weil es gerade da häufig zu Missverständnissen kommt. Es ist für den Laien sicher vertrackt, wenn er »negativ« als etwas Günstiges verstehen soll: »Wassermann negativ« ist ein normaler, guter Befund. »Wassermann positiv« hingegen bedeutet, dass der Patient an einer Syphilis leidet oder gelitten hat. »Die Operation ist positiv verlaufen« wiederum bedeutet: Es handelt sich um einen guten Verlauf.*

Ärzte müssen bereit sein, auch beim Zuhören auf die
»Zwischentöne« zu achten! Letztlich kommt es darauf an,
geschickt und einfühlsam zu fragen.

Fenstersprung

Frau T. litt außer an Diabetes und einer koronaren Herzerkrankung vor allem an einer schweren Depression. Über
einen Zeitraum von vielen Jahren sahen wir sie häufig bei
uns in der Klinik, vor allem im Spätherbst und beginnenden
Frühjahr. Dann hatte sie besonders mit ihren depressiven
Stimmungen zu kämpfen.

Bei ihrem letzten Aufenthalt standen zunächst Magenschmerzen und eine Blutarmut im Vordergrund ihrer Beschwerden. Die Blutung aus einem großen Magengeschwür
konnte endoskopisch gestillt werden, das Geschwür wurde
erfolgreich mit Medikamenten behandelt. Danach schien sie
zunächst erleichtert, doch bereits nach kurzer Zeit klagte sie
wieder verstärkt über Schlaflosigkeit und »eigentümliche«
Gedanken.

In den folgenden Tagen schien sie verändert, verschlosse-
ner als sonst, und nur selten war der Hauch eines Lächelns zu
sehen. Dabei glaubten wir, ihr mit der Behandlung ihres
Magengeschwürs gut geholfen zu haben. Sie hatte, wie sie
sagte, keine Schmerzen mehr. Am Abend vor der geplanten Entlassung hatte sie dann ohne jegliche Vorwarnung im
Krankenzimmer an der Bettnachbarin vorbei Anlauf genommen und sich vom fünften Stock kopfüber in die Tiefe gestürzt. Wir konnten nur noch den Tod feststellen. Ihr über-
raschender Stimmungswechsel hätte uns zu denken geben
müssen. Ich selber hätte das so seltene »gewisse Lächeln«
unserer Patientin als ein verstecktes Flehen erkennen müssen!

Es war klar, dass wir mitten in der Nacht keinesfalls

die Polizei zu ihrem Ehemann schicken konnten, die ihn dann mit dieser schrecklichen Tatsache konfrontierte. So entschloss ich mich, selber hinzufahren. Vorher rief ich ihn an und sagte: »Ich muss Sie dringend wegen Ihrer Frau sprechen, ich komme zu Ihnen.« In der Tür des kleinen Reihenhäuschens – im Vorgarten Buschwerk, fein geschnitten, Blumen und ein sorgsam geharkter Kiesweg, mitten im Blumenfeld ein kleiner Gartenzwerg – stand schon der ängstlich und verschüchtert wirkende Ehemann. In seinem Zimmer konfrontierte er mich sofort mit der Frage: »Ist meine Frau tot?« Nach einem kurzen Atemholen fragte ich: »Wie kommen Sie auf diese Frage?« – »Ich hab' so eine Ahnung gestern Abend gehabt, und ich hab' mir immer wieder gesagt, ich sollte noch mal im Krankenhaus vorbeifahren, weil sie in den letzten Tagen so wechselhaft in ihren Gefühlen war.« Hier sah ich eine Chance, mehr von diesen wechselhaften Gefühlen zu erfahren, und sagte: »Es ist ganz wichtig zum Verständnis, bitte erzählen Sie mir alles.«

Er tat es und betonte immer wieder: »Wir sind seit fünfundvierzig Jahren glücklich verheiratet, ich habe mit meiner Frau ein wirklich gutes Verhältnis. Ihr darf nichts passieren.« An dieser Stelle musste ich es ihm sagen: »Herr T., leider ist etwas Furchtbares passiert.« Wie erstarrt schaute er auf mich, und ich sagte: »Ihre Frau ist tot.« Ich erklärte ihm, wie es zu diesem schrecklichen Suizid gekommen war. Er ging in die Küche, holte für jeden von uns ein Glas Wasser und fragte nur eins: »Hat sie gelitten?« Mit der mir zur Verfügung stehenden Überzeugungskraft habe ich ihm klargemacht, dass sie sofort tot gewesen sei.

Dieses nächtliche Gespräch mit dem Ehemann war eines der schwersten, die ich je geführt habe. In unserem Team haben wir lange Zeit über den Hergang des Suizids, unsere Fehleinschätzung der Krankheit der Patientin und über die Vermeidung solcher »Ereignisse« diskutiert: Die Zucker-

krankheit, die schwere Herzkranzverengung und das Magengeschwür waren zu sehr im Vordergrund der Behandlung
gestanden. Wir hätten ihre Depression ernster nehmen müssen und Frau T. – obwohl sie wahrscheinlich nie zugestimmt
hätte, da sie sich in unserer Abteilung wohlfühlte – in eine
geschlossene Abteilung verlegen müssen.

Ein Hypochonder

D. war in seinem Amt sehr beliebt, galt als hilfsbereit und
äußerst korrekt und fiel stets durch sein überaus gepflegtes
Äußeres auf. Im Rahmen von personellen Umstrukturierungen war er vorzeitig pensioniert worden. Seine hypochond-
rische Persönlichkeitsstruktur wurde von da an zu einem
Problem.

Während seiner Dienstzeit war er weitgehend abgelenkt
gewesen. Sein übersteigertes Kontrollbedürfnis und seine
Pedanterie hatten ihn stets in seiner Pflichterfüllung voll gefordert. Seine Gutmütigkeit wurde gerne ausgenutzt, er übernahm bereitwillig Aufgaben, die anderen zu lästig waren,
und hatte deshalb wenig Zeit, sich mit seinem Körper und
kleinen Beschwerden zu beschäftigen. Mit der Pensionierung änderte sich das anfangs unmerklich, dann aber für
seine Mitmenschen und behandelnden Ärzte in auffallender
Weise. Er begann sich zunehmend mit allen möglichen medizinischen Fragen zu beschäftigen, verfolgte in Presse und
Fernsehen alles, was mit Medizin zu tun hatte. Seine Fach-
kenntnisse verblüfften die Ärzte, und so häuften sich Arzt-
besuche und aufwendige, teilweise auch unnötige Untersuchungen.

»Bitte schließen Sie einen Herzinfarkt und Krebs aus!«,
bat er mich bei seinem ersten Besuch in unserem Krankenhaus.

In seiner großen Familie waren mehrere Mitglieder entweder an Krebs oder Herzinfarkt gestorben. Vater, Onkel und der zehn Jahre ältere Bruder hatten oft Herzbeschwerden gehabt und waren alle unter fünfzig gewesen, als sie starben. »Mein Bruder, der immer auf mich aufgepasst und mich in allen Lebenslagen unterstützt hat, hat zwei Jahre gelitten. Kein Arzt und keine Klinik konnten ihm helfen. Da ist vieles falsch gelaufen!«, brachte D. mit klagender Stimme vor. »Man hat ihm nie richtig Zeit gewidmet und ihm zugehört. Seine Schmerzen führte man auf seinen kranken Rücken zurück. Bis der große Hinterwandinfarkt eintrat. Und dann die lange Leidenszeit auf der Intensivstation im Krankenhaus. Sein körperlicher Verfall geht mir nicht aus dem Sinn! Sechs Wochen hat er dort im Koma verbracht, nachdem er mehrfach reanimiert worden war. Ich war, sooft ich konnte, bei ihm und doch so schrecklich allein und hilflos in der Situation.«

Unser Patient litt aufgrund dieser Erlebnisse unter einer ausgeprägten Herzneurose und Krebsangst. Er isolierte sich zunehmend von seiner Familie, sein Freundeskreis begann ihn zu meiden. Zwangsläufig wechselte er häufig den Arzt, denn er war mit seinen vielen Fragen und Zweifeln bei Ärzten, Schwestern und Pflegern auf wenig Verständnis gestoßen.

Irgendwann kam er dann regelmäßig zur Untersuchung von Magen, Darm, Herz und Lunge zu uns. Als damals die Felix-Burda-Stiftung die verdienstvolle Aufklärungskampagne »Vorbeugen bei Darmkrebs« initiierte und in allen Zeitungen, Gazetten und im Fernsehen darüber berichtet wurde, bestand er darauf, dass jedes Jahr eine Koloskopie (Darmspiegelung) gemacht wurde, weil er glaubte, er habe auch Krebs. Heimlich nahm er Schlaf- und Beruhigungsmittel, und niemand wusste, welche Medikamente er zusätzlich noch einnahm.

Eines Tages gab es bei ihm zu Hause eine Auseinandersetzung, da er seiner Familie zum wiederholten Male mit seinen Befürchtungen auf die Nerven gegangen war. Mit einer Blutdruckkrise kam er in die Notaufnahme – und innerhalb kurzer Zeit stabilisierte sich sein Zustand. Seine Krebsangst blieb unterschwellig Thema aller Gespräche, die wir mit ihm führten.

Eines Abends war er aus unerfindlichen Gründen unruhig, klagte über diffuse Schmerzen im Rücken und in der Brust. Das EKG und die Laboruntersuchungen waren unauffällig. Nach einem leichten Beruhigungs- und Schmerzmittel schlief er die Nacht über gut und schien das »Ereignis« vom Vorabend unbeschadet überstanden zu haben. So wurde es mir morgens von den Schwestern berichtet.

Als wir alle an diesem Morgen in der Frühkonferenz saßen, sah einer von uns einen Schatten auf dem benachbarten Balkon, der vom Geländer aus lautlos in der Tiefe verschwand. D. hatte sich vom Balkon im sechsten Stock gestürzt. Bevor er bewusstlos wurde, flüsterte er kaum hörbar: »Ich konnte nicht anders, ich wollte nicht wie mein Bruder sterben.« Er starb wenig später an seinen schweren inneren Verletzungen.

Auf seinem Nachttisch im Krankenzimmer lag ein mit klarer und lesbarer Schrift geschriebener kurzer Abschiedsbrief:

»Ich weiß, dass ich entweder an Krebs oder am Herzinfarkt sterben muss. Mir kann niemand helfen, und ich sehe keinen anderen Ausweg. Ich bin einsam und allein und komme aus dem Teufelskreis nicht heraus.«

Die gerichtsmedizinische Untersuchung ergab weder Hinweise auf eine koronare Herzerkrankung noch auf ein Krebsleiden. Einziger auffallender Befund war eine ausgeprägte Hirnatrophie (Gehirnschwund).

Lange haben wir versucht herauszufinden, wo wir versagt

hatten. Wäre dieser Verlauf doch beeinflussbar gewesen? Vielleicht haben wir die Signale, die der Patient gegeben hat, nicht genau genug aufgenommen, haben nicht intensiv genug zugehört.

Carlo: Ich kann gut nachempfinden, wie Euch diese Erlebnisse zugesetzt haben. Das sind wirklich erschütternde Fälle, aber wie hättet Ihr sie vermeiden können? Depressionen und Einsamkeit sind so häufig, und ich höre gelegentlich aus der Heimat von meinen Verwandten, wie viele Alte unter diesem Phänomen leiden.
Ein Nachbar, der mir viel geholfen hat und mit dem ich mich in den letzten Jahren richtig angefreundet hatte, stand in den letzten Wochen vor seinem Tod unter einem Druck, den sich niemand aus seiner Familie und auch ich nicht erklären konnte. Auf mein Fragen schwieg er beharrlich und meinte nur, dass es bald vorüberginge. Dann verschwand er. Er hatte einen Brief an Frau und Kinder hinterlassen mit der Nachricht, eine dringende Reise unternehmen zu müssen. Dazu hatte er eine Skizze seines Hundes angefertigt und daruntergeschrieben: »Passt gut auf ihn auf!« Das war sein letztes Lebenszeichen. Er wurde mehrere Tage vermisst und ganz zufällig von einem Hirten tot aufgefunden. Er hatte sich von einem Felsen in eine Schlucht gestürzt. Ob er erpresst oder bedroht worden war, blieb letztlich unklar. Vielleicht war er auch krank und wollte niemanden informieren …

Walter: Meine Freunde und auch ich selbst haben uns oft gefragt, wie wir damit umgehen können. Ich habe für mich eine Antwort gefunden: Es ist meines Erachtens nicht hilfreich, nach Schuld zu fragen. Denn oft sucht man den Schuldigen nur in sich selbst. Schuldgefühle sind eher ein passives Erleben; ein Arzt muss aber aktiv handeln. Vor allem aber dreht sich schuldfixiertes Denken um die Vergangenheit – also die Zeit, auf die wir keinen Einfluss mehr ausüben können.

Es ist besser, Verantwortung zu übernehmen. Verantwortlich handeln können wir jetzt – und zwar indem wir aus der Vergangenheit lernen. Dabei spielen einschneidende Erlebnisse – wie die, von denen ich Dir gerade erzählt habe – eine wichtige Rolle. Ich betrachte sie als beides: Erfahrungen und wichtige Lehren. Darum will ich sie in meinem Buch bringen.

Zum Schluss schicke ich Dir als Ergänzung zu den praktischen Tipps auf Seite 71–73 noch die Checkliste zu diesem zweiten Wegweiser. Auf die folgenden Punkte sollte der Patient achten – sie zeichnen einen guten Arzt aus:

Checkliste

FRAGEN UND ZUHÖREN –
Untersucht mich der Arzt mit seinen Ohren?

1. Hört der Arzt mir aufmerksam und geduldig zu?

2. Unterbricht er mich nicht?

3. Stellt er mir hilfreiche Fragen?

4. Bezieht er bei ungeklärten Fragen Familienange-
hörige mit ein?

5. Befragt er gegebenenfalls auch meinen Hausarzt?

Der dritte Wegweiser: Mitfühlen

Der Arzt benötigt das Vertrauen seines Patienten, um wirklich helfen zu können. Alle Wegweiser dienen dazu, dieses Vertrauen aufzubauen.

Mit diesem dritten Wegweiser macht der Arzt einen entscheidenden Schritt. Wenn der Patient sicher ist, dass der Mediziner mit ihm fühlt, so wird er ihm vertrauen. Mitfühlen bedeutet für den Arzt, achtsam zu handeln. Dazu muss er sich Zeit nehmen.

Der dritte Wegweiser beinhaltet zwei Grundvoraussetzungen:

1. Das Verhältnis zwischen Nähe (wichtig für den Patienten) und Distanz (wichtig für den Arzt) muss gesund und ausgewogen sein.

2. Arzt und Patient müssen sich auf Augenhöhe begegnen.

»Die Kraft des Gebets«

Ein siebzehnjähriger Junge, den wir auf Station Holthusen in der Medizinischen Klinik in Freiburg betreuten, litt viele Wochen an Fieber, Abgeschlagenheit und zuletzt auch an Kopfschmerzen. J.V. hatte seine Beschwerden gegenüber seiner Mutter und seinen Freunden in der Schule herunterzuspielen versucht. Wegen seines Fiebers und einer vermeintlichen Bronchitis hatte er ein Antibiotikum erhalten und vermittelte dann seiner Umgebung, dass es ihm besser ginge. Mühsam schleppte er sich wieder in die Schule. Er wollte unbedingt seinen Realschulabschluss zu Ende bringen. Die Mutter war vor wenigen Jahren von ihrem Mann verlassen worden, sie war berufsmäßig stark eingespannt, und J.V. war es gelungen, sie zu beruhigen. Später berichtete er, dass er für den Schulweg in den letzten vierzehn Tagen oft anderthalb Stunden benötigt habe, einen Weg, den er früher mühelos in zehn Minuten zurückgelegt hatte. Eines Abends wollte er nichts essen und klagte über Kopfschmerzen. Als die Mutter insistierend nachfragte, wurde er ärgerlich, fuhr sie in einer völlig überraschenden Art an: »Lass mich in Ruhe, ich gehe jetzt schlafen«, und zog sich zurück. Am Morgen wollte er nicht aufstehen, und die Mutter entdeckte auf seinem Kopfkissen etwas Blut. Sie war auf das Höchste alarmiert, rief ihre Hausärztin in dem nahe gelegenen Vorort von Freiburg an, die den Jungen sofort ins Krankenhaus einwies. Bei der Aufnahmeuntersuchung fielen einzelne kleine Blutungsherde an der Lippe und größere Hämatome der Haut (blaue Flecken) auf den Oberschenkeln und Armen auf. Ursache war, wie wir feststellten, die viel zu niedrige Zahl von Blutplättchen und die hohe Zahl von weißen Blutkörperchen im Blut. Der Junge hatte akute Leukämie.

Die Ursache der Kopfschmerzen musste schnell geklärt werden. Dazu wurde der Augenhintergrund mit einem

Augenspiegel betrachtet. Der Verdacht auf eine Aussaat der Leukämiezellen ins Gehirn erhärtete sich. Am Augenhintergrund fanden sich zahlreiche kleine helle Herde, die von einer Blutung umgeben waren. In erster Linie kamen hier kleine Infiltrate von leukämischen Zellen infrage, die zu einer Blutung in der umgebenden Netzhaut geführt hatten. Die anschließende Nervenwasseruntersuchung bestätigte den sogenannten Hirnhautbefall durch die Leukämie.

Die sofort eingesetzte Therapie mit Injektion eines Zytostatikums in den Rückenmarksraum verschaffte unserem Patienten schnell Linderung, er wurde geistig wieder klar, und eine seiner ersten Fragen lautete: »Wann kann ich wieder in die Schule gehen?« Wir mussten ihm versprechen, dass er so schnell wie möglich zurück in die Schule könne, er müsse nur sein Bestes geben. »Das ist der größte Wunsch meiner Mutter«, begründete er seine Ungeduld.

Nach kurzer Zeit hatte sich J. V. überraschend erholt. Obwohl unheilbar krank, ging er wieder in die Schule, um seine Abschlussprüfung zu machen.

»Ich habe die Prüfung bestanden, jetzt habe ich die Mittlere Reife, was wird meine Mutter happy sein!«, erzählte er uns danach. Wir alle freuten uns mit ihm. Er hatte eine Flasche Sekt besorgt, um mit uns anzustoßen. Dann hielt er, der sonst so schweigsam war, eine kleine Dankesrede. Seine Worte waren voller Stolz, humorvoll. Ein wenig machte er sich auch über sich selbst lustig: »War ich vielleicht aufgeregt!«, sagte er am Ende. Dann ging er aus dem Schwesternzimmer, kam mit einem Blumenstrauß zurück, überreichte ihn der Stationsschwester Bonaventura in aller Form mit einem Dankeswort, das uns allen naheging: »… und im Übrigen, die Schwester hat mit mir jeden Abend gebetet. Ihr verdanke ich meine Kraft.«

Nach wenigen Tagen starb er. Wir haben um diesen Jungen, zusammen mit der untröstlichen Mutter, wirklich getrauert. Oft besuchte sie noch Schwester Bonaventura auf der Station. Seine letzten Worte gingen uns nicht aus dem Sinn.

Walter: *Das Schicksal des Jungen in der Freiburger Klinik ist mir bis zum heutigen Tag gegenwärtig. Vielleicht waren seine Haltung, seine Verbundenheit mit der Mutter und sein Durchhaltewille für viele meiner späteren Begegnungen mit Patienten prägend.*
Kranke Kinder und Jugendliche haben Kollegen und Schwestern, mit denen ich zusammengearbeitet habe, häufig überrascht. Die Hinnahme einer schweren Erkrankung, eines vielleicht sogar tödlichen Leidens zeugte von einer inneren Kraft, die kaum mit Medikamenten und ärztlichem Tun zusammenhing. Hier wurde klar, dass in der Medizin noch ganz andere Kräfte eine Rolle spielen, die vielen Medizinern verborgen bleiben.
Bei J. V. war es das Gebet, das diesem jungen Patienten Kraft gab, ihn wieder hoffen ließ.
Die Krankengeschichte von J. V. und vielen anderen kleinen oder jungen Patienten zeigt die ganze Tragweite des Schicksals tumorleidender Kinder. Kollegen, Psychologen, Lehrer und vor allem auch Schwestern und Pfleger, die mit Kindern und Jugendlichen in Zentren oder Arztpraxen für Tumorleiden arbeiten, werden bestätigen können, dass Überraschungen und ungewöhnliche Tapferkeit im Verlauf der Erkrankung keine Seltenheit sind.
Oft machen Kinder oder Jugendliche einen Reifungsprozess durch, der Angehörige und Ärzte erstaunt, so als liefe das Leben im Zeitraffertempo ab. Wir haben das in ein-

drucksvoller Form bei einer sechzehnjährigen Schülerin erlebt. Isabell Zachert reifte in dem einen Jahr ihrer Krankheit zur jungen Frau. Vielleicht kennst Du zufällig ihr Buch »Wir treffen uns wieder in meinem Paradies«, das die Mutter, Christel Zachert, nach Isabells Tod veröffentlichte? Die spanische Ausgabe war ebenso wie die übrigen fremdsprachigen Ausgaben sehr erfolgreich. Das Schicksal von Isabell Zachert hat uns alle sehr bewegt, und selbst nach so vielen Jahren bleibt Isabell Schwestern und Ärzten unvergessen.

Christel und Hans Zachert schrieben damals:
»Aus sehr leidvoller Erfahrung sind wir Eltern der festen Überzeugung, dass menschliche Zuwendung in der Pflege, neben der unmittelbaren ärztlichen Hilfe, der wichtigste lebensverlängernde Faktor ist. Unsere damals sechzehnjährige Tochter Isabell verstarb 1982 im Johanniterkrankenhaus in Bonn an einem äußerst aggressiven Bindegewebstumor. Anfang November 1981 wurde sie ins Krankenhaus eingeliefert, und bei der extrem raschen Metastasierung wurden Befürchtungen geäußert, dass Isabell das bevorstehende Weihnachtsfest nicht wird erleben können. Unsere Zuversicht und Hoffnungen waren nahezu auf dem Nullpunkt. Aber gerade Isabell durfte diese Ausweglosigkeit weder spüren noch ahnen.
Allein der unermüdliche und liebevolle Einsatz der gesamten Station, in der sich Isabell befand, weckte Lebensmut und vor allem Lebensfreude für jeden neuen, geschenkten Tag. Das Weihnachtsfest konnte gemeinsam gefeiert werden, und es keimte sogar ein schwacher Hoffnungsschimmer für das neue, kommende Jahr auf. Trotz heftiger Rückschläge kämpfte Isabell, begleitet von aufopferungsvoll ihr zur Seite stehenden Schwestern, von einer Chemotherapie zur nächsten. Zehn solcher Therapiemaßnahmen hat sie durchstehen können, Dank der für-

sorgenden und mit hoher menschlicher Zuwendung sie
unterstützenden Schwestern. Als Eltern hätten wir dieses
hohe Maß an Motivation, aufbauenden Zuspruchs
und zum Teil sehr schweren pflegerischen Leistungen
kaum allein erbringen können.
Wir sind sehr dankbar gewesen für jeden weiteren Tag
mit Isabell. Uns wurde so ein unvergessliches und
trotz aller Sorgen und Traurigkeiten ein sehr wertvolles
Jahr mit unserer Isabell geschenkt.«

Walter: Lange und sorgfältig habe ich überlegt, ob ich
überhaupt das erschütternde Schicksal der jungen Frau –
oder sollte ich Mädchen sagen? – über ihren frühen Tod
schildern kann und darf. Der Kampf gegen das Tumorleiden hat für die Familie eine kaum nachzuempfindende
Belastung bedeutet. Doch die Eltern von Isabell Zachert
baten mich, von dem Brief, den Isabell mir vor ihrem Tod
schrieb und den ich erst nach ihrem Tod erhielt, zu
erzählen.
Hier ein paar Zeilen aus jenem ungeheuer hoffnungsvollen
und optimistischen Brief:

»Mein lieber Doktor Möbius!
Mich drängt es danach, Ihnen meine innersten Gefühle
anzuvertrauen, und da ich weiß, dass ich Sie damit jetzt
nicht mehr belästigen kann, möchte ich das auch ganz
offen tun.
Als ich Sie noch tagtäglich gesehen habe, waren es
immer meine schönsten Minuten für den Tag. Nachts habe
ich mir oft erträumt, wie schön es wäre, wenn Sie auch
die gleiche Zuneigung für mich, wie ich zu Ihnen, empfinden würden.
Ich habe Ihnen ein Bild gemalt, welches eine Rose darstellt, mit einer winzigen Knospe. Die große, wunder-

schöne, kraftstrotzende Rose sind Sie, und ich bin die kleine Knospe, die bei Ihnen Schutz sucht. Das Blatt hat nichts weiter zu bedeuten. Es ist nur eine Ausfüllung des leeren Platzes auf dem Bild.

Falls ich sterben sollte, was sehr wahrscheinlich ist, aber durchaus nicht zwingend, hätte ich in dem irdischen Leben nur vermisst, einen Mann geliebt und geheiratet zu haben. Ich weiß nicht, ob dieser Gedanke Ihnen behagt, aber mit Ihnen hätte ich mir eine Ehe wunderbar vorgestellt.

Ich habe keine Angst vor dem Tod.

Viele sind überrascht, denn andere Menschen sind wohl bedrückt und ängstlich, aber ich glaube an ein Leben danach, das genau ist wie mein Wunschleben. [... aber] mein Wille, noch zu leben, bis Sie zurückgekehrt sind, ist unwahrscheinlich groß, da ich Ihnen ja versprochen habe, keinem Sorgen zu machen. Ich möchte also auch nicht, dass Sie sich Vorwürfe machen, nicht da gewesen zu sein, als ich starb.

Ich glaube aber an Wunder. Warum soll sich der Tumor denn nicht plötzlich geschlagen geben, wenn er meinen Lebenswillen noch sieht? Die Quälerei einer Therapie möchte ich nur noch sehr ungern auf mich nehmen, weil die Chancen der Heilung dadurch zu klein sind. Entweder Gott lässt mich leben ohne Therapie, oder er lässt mich sterben auch mit Therapie.

Ich habe den unbedingten Willen zu leben, aber fürchte mich nicht vor dem Tod. Falls das jetzt meine letzten Tage sein sollten, waren es bestimmt meine glücklichsten.

Es würde mich zutiefst beglücken, wenn Sie in meiner Todesstunde meine Hand halten würden. Ich bete zu Gott, dass Sie meinen Brief nicht falsch verstehen und sich nicht belästigt fühlen und mich für eine dumme Zicke halten.

Ich hätte Sie so gerne noch einmal gesehen.
Ich treffe Sie in meinem Paradies wieder.
In inniger Liebe
Ihre Isabell
Ihr Isabellchen«

Dieser Brief der noch so jungen, aber durch die Krankheit gereiften Patientin offenbart Gefühle, die über Leiden, Träume, Hoffnung und Wünsche eine wichtige Botschaft vermittelt: den starken Willen zum Leben und Überleben. Isabell wollte leben, erleben und lieben, das gab ihr die Kraft, den Kampf gegen den Tumor nicht aufzugeben. Diese Kraft war für uns alle spürbar. Diese Kraft und ihr Glauben nahmen Isabell die Furcht vor dem Tod. Ihr Schicksal hat vieles bewegt und vielen geholfen. So ist zum Beispiel der Erlös des Buches »Wir treffen uns wieder in meinem Paradies« in die Isabell-Zachert-Stiftung eingegangen, die tumorkranke Kinder und deren Angehörige unterstützt.

Carlo: Ja, Walter, ich habe das Buch vor Jahren gelesen, ohne zu wissen, dass Du der behandelnde Arzt warst. Die Geschichte der Isabell ist uns allen hier sehr nahegegangen. Vor allem, weil wir in der großen Familie meiner Frau Maria-Carmen auch wirklich sehr traurige Schicksale erleben mussten. Maria-Carmens dreijähriges Patenkind hatte einen schweren Tumor, was Maria-Carmen oft verzweifeln ließ. Mir gegenüber hat sie Schwierigkeiten gehabt, ihren Kummer und auch ihre Zweifel an der medizinischen Heilkunst zu äußern. Ich habe es immer daran gemerkt, dass sie zweimal am Tag in die nahe gelegene Kirche ging. Sie hat zu den Schwestern, die an diese Kirche angegliedert sind, ein gutes Verhältnis und hat sich bei ihnen Trost geholt.

94

Walter: *Beim Lesen Deiner Zeilen wird mir immer wieder klar, welchen Belastungen Du ausgesetzt bist. Das »Gefesseltsein« an den Rollstuhl, die Krankheiten und Erfahrungen mit Krankenhäusern haben Deinen Lebenswillen nicht gebrochen. Ich bewundere Deine Haltung, aber auch die von Maria-Carmen sehr. Das Leiden und der Tod ihres Patenkindes, ihr Schmerz und ihr Suchen nach Trost wecken wirklich ein großes Mitgefühl in mir. Das ist mir überhaupt bei Kindern sehr oft so gegangen.*

Wenn Kinder krank sind, überfallen auch sie Verzweiflung, aufgestaute Aggressionen, Ängste und Panik oft wie ein Unwetter. Eltern, Geschwister und wir Ärzte sind dann meistens machtlos. Die einzige Möglichkeit besteht darin, intensiv auf die kleinen Patienten einzugehen und lange Gespräche zu führen. Gelegentlich ist es hilfreich, sich eine Besonderheit einfallen zu lassen, zum Beispiel eine kleine Geschichte zu erzählen oder vorzulesen.
Erst nach vielen Jahren als Arzt ist mir bewusst geworden, wie dankbar ich den Kinderärzten sein muss, die mir im Rahmen meiner Konsiliarbesuche in Köln, Mönchengladbach und Freiburg immer ein große Hilfe waren. Die Kinderärzte haben mir gezeigt, wie wichtig es bei der Behandlung von Kindern ist, ihnen ihre Angst zu nehmen und ihnen Vertrauen zu geben.
Bei einer dieser Begegnungen mit kranken Kindern sah ich am Stethoskop einen kleinen Klammerbären, der sofort die Aufmerksamkeit eines kleinen Patienten auf sich zog. Ich verlieh dem Klammerbären meine Stimme und ließ ihn die einzelnen Schritte der Untersuchung und der Behandlung erläutern. So baute sich die Angst des Kleinen schnell ab.
Viel später traf ich in der Kinder-Rheuma-Klinik in Senden-

horst auf eine ähnliche Methode. Dort erklärte eine weiße Plüschrobbe den Kindern alle diagnostischen Schritte in einem Videofilm. Diese Methode war äußerst wirksam und erfolgreich, da die Kinder dadurch aufgeheitert wurden und umso schneller gesund wurden.

Mir wurde im Lauf der Jahre klar, wie wenig wir auf seelische Nöte unserer Patienten vorbereitet sind. Allerdings habe ich erlebt, dass zum Beispiel gerade bei jungen Mädchen und Frauen, die an unheilbaren Krankheiten litten, Schwestern verschiedener Orden hier besondere Fähigkeiten entwickelt haben. Einsatzbereitschaft, Selbstlosigkeit und Mitgefühl sind entscheidende Voraussetzungen, um auch in aussichtslosen Fällen zu helfen.

Vielleicht kann ich das am besten mit folgender Geschichte vermitteln.

Die Mutter-Teresa-Schwestern in Ulan-Bator

In Mongolenzelten am Rande Ulan-Bators, der Hauptstadt der Mongolei, leben zusammengepfercht die Ärmsten der Armen. Hier wurden wir, der Missionspater und ich, Augenzeugen der Tröstung einer armen mongolischen Familie.

Die etwa dreißigjährige Mutter liegt abgemagert auf einem Elendslager, die Augen tief in den Höhlen, eine riesige Wasseransammlung im Bauch. Endstadium eines Unterleibskrebses. Auf dem Nachbarlager liegt ihr apathischer Ehemann mit einer halbseitigen Lähmung. Er weigert sich, ins Krankenhaus zu gehen, weil er seine todkranke Frau nicht alleinlassen will. Mit einer müden Handbewegung, begleitet von besorgten Blicken, hält die Sterbende ihre Kinder vom Krankenbett fern. Ein Bild, das jedem mitfühlenden Menschen nahegehen muss.

Zwei Schwestern des Mutter-Teresa-Ordens, die einzigen Menschen, die dieses Elend täglich zu mildern versuchen, überreichen Nahrung für die Familie und kleine Gaben für die Kinder. Weniger die Angst vor dem Tod als die Sorge um die zurückbleibende Familie signalisiert Panik im Gebaren der Sterbenden. Ein stilles Gebet der Schwestern, die dabei Unterarme und Hände der Todkranken sanft streicheln, lösen langsam die Anspannung und Verkrampfung der Patientin.

Ein trauriges Lächeln, die Art, wie sie die streichelnde Hand der Schwester zum Mund führt – eine menschliche Geste der Dankbarkeit. Ich glaube, dass eine Bewegung wie diese über alle Grenzen hinaus begriffen wird.

Walter: *Diesen Einsatz der Mutter-Teresa-Schwestern erlebte ich bei einer Reise in die Mongolei mit dem Missionsprokurator der Salesianer von Don Bosco, Pater Karl Örder. Du weißt, dass ich nach meiner Pensionierung 2002 mit ihm zahlreiche Reisen in die Dritte Welt gemacht habe und wir noch vieles vorhaben.*

Carlo: *Die Geschichte spricht für sich, und ich kann Dir nur bestätigen, dass Ordensschwestern auch bei uns Großes leisten. Oft geht ihr Einsatz weit über das Übliche der Krankenversorgung hinaus; damit meine ich besonders den Einsatz in »Randzonen der Gesellschaft«, Krisengebieten oder auch in den Städten, wo Raub und Mord an der Tagesordnung sind.*
Vielen Dank für Deine Fotos aus Ulan-Bator. Du kannst ruhig öfter einmal Bilder schicken. Wenn ich Gelegenheit

finde, schicke ich Dir einen Fotoband von Sebastião Salgado, der weit über Südamerika hinaus großes Ansehen genießt. Seine Bilder aus Krisengebieten und sozialen Brennpunkten gehören zu den eindrucksvollsten Fotodokumentationen, die ich kenne.

Wie gerne würde ich Dich und den Pater begleiten, aber die Zeiten sind endgültig vorbei. Es ist eine Crux, an den Rollstuhl gefesselt zu sein. Und dazu das Angewiesensein auf fremde Hilfe. Bin ich froh, hier leben zu können und meine Maria-Carmen zu haben. Ohne sie wäre ich verloren. Dann hätte ich längst »meine Konsequenzen« gezogen.

Walter: Ich bin sehr froh, dass Dich Deine Frau erfolgreich von Deinen »Konsequenzen« abhält!

Salgado kenne ich von Ausstellungen sehr gut. Ich glaube, dass er sich gut in die Reihe der Mutigen einreihen lässt. Ihm würde ich gerne einmal persönlich begegnen!

Nun noch etwas anderes. Während meiner ärztlichen Tätigkeit sind mir Gefangenschaft und Gefängnis in ganz unterschiedlicher Weise begegnet, eng verbunden mit den Themen Isoliertsein und Trauma samt körperlichen und seelischen Folgen. Diese Phänomene haben mich sehr beschäftigt, sowohl die Fälle von äußerer Gefangenschaft als auch die von innerer.

Ein paar davon würde ich Dir gern schildern, sie sind eng mit dem Thema ›Mitfühlen‹ verbunden und können Spuren hinterlassen, die später bei Krankheiten ein Rolle spielen.

Erste Erfahrungen mit Gefangenschaft

Zusammen mit unserem Lehrer gelangten wir Kinder der Bonner Münsterschule im Januar 1944 im Zuge der Kinderlandverschickung nach Alt-Guhrau in Schlesien. Die Bombenangriffe auf Bonn müssen für meine Mutter, die drei kleine Kinder hatte und wieder schwanger war, eine große Belastung gewesen sein. Schweren Herzens hatte sie meiner Abreise zugestimmt. Ich aber war Feuer und Flamme, freute mich auf die Reise in eine ferne, neue Welt.

Alt-Guhrau wurde unsere neue Heimat. Ein Klassenkamerad und ich kamen auf den Bauernhof der Familie K. Der Hof wurde von der Bäuerin und ihrer Tochter Irmgard bewirtschaftet. Der Bauer lebte nicht mehr, und der Sohn war als Soldat in Russland verschollen.

Hier begegneten wir zum ersten Mal französischen Kriegsgefangenen, Julien und André. Anfangs waren wir ihnen gegenüber sehr scheu und wichen ihnen aus. Aber sie spürten unser schreckliches Heimweh in den ersten Tagen und trösteten uns: »Wir sind schon viele Jahre von zu Hause weg, uns geht es genauso.«

Julien und André arbeiteten tagsüber auf dem Hof, abends mussten sie in das nahe gelegene, streng bewachte Lager zurückkehren. Julien war vor dem Krieg Lehrer gewesen, sprach gut Deutsch und konnte wunderbar zeichnen und schnitzen. André war Bauer, Jäger und Fallensteller und stammte aus einem französischen Dorf. Mein Freund wurde im Sommer von seiner Mutter wieder nach Bonn zurückgeholt. Ich blieb allein auf dem Hof und genoss meine Rolle als »einziges Kind in der Ferne«. Julien und André wurden meine besten Freunde. Julien brachte mir französische Lieder bei: *»Frère Jacques, Frère Jacques! Dormez-vous ... di, din, don!«* und vor allem: *»Sur le pont d'Avignon, L'on y danse, l'on y danse ...«* Heute habe ich noch seine schöne

Stimme im Ohr. Gelegentlich zeichnete er und schnitzte kleine Figuren, die er gegen Zigaretten eintauschte. André zeigte mir, wie man mit Tieren umgeht. Er hatte in seiner Heimat dem Tierarzt oft über die Schulter geschaut, pflegte die Tiere des Hofes und behandelte sie, wenn sie krank waren. Er hatte eine unendliche Geduld, die er auch brauchte, zum Beispiel als er mir das Reiten beibrachte. Einmal fing er mit einer Wildererschlinge einen Iltis, nachdem dieser zweimal in den Hühnerstall eingebrochen war und viele Hühner getötet hatte.

Viel später ist mir erst bewusst geworden, welch entscheidende Rolle diese beiden Kriegsgefangenen für meine Entwicklung gespielt haben. An manche ihrer Erzählungen und Ratschläge erinnere ich mich heute noch. So auch an die Worte von Julien: »Du musst ehrlich, fleißig und mutig sein und einem Schwächeren immer helfen. Und du darfst dir nichts gefallen lassen.«

Abends begleitete ich sie gelegentlich auf ihrem Gang in das Lager, in dem sie untergebracht waren. Ich winkte ihnen draußen am Stacheldraht noch einmal zu und kehrte dann auf den Hof zurück. Das Lager durfte ich nicht betreten. Im Dezember 1944 änderte sich vieles. Die Gefangenen wurden schärfer bewacht, der Kontakt zu uns Kindern untersagt, und nur noch einmal durfte ich »mes amis« an einem eisigen Wintermorgen am Zaun besuchen. Raureif hatte den Stacheldraht mit weißen Kristallen verzaubert. Eines Morgens rannte ich wieder zum Lager, um nach meinen Freunden Ausschau zu halten. Hinter dem Stacheldraht: Leere. Die beiden Franzosen und die übrigen Lagerinsassen waren in einer Nacht-und-Nebel-Aktion deportiert worden.

Wenige Wochen später war mit dem Vorstoß der Russen auch für uns Kinder die Zeit in Schlesien zu Ende. Etwa dreißig Kinder wurden auf Planwagen verteilt, und mithilfe von Traktoren bewegte sich der Zug der fliehenden Kinder in Richtung Westen. Auf der Reise fand ich einen neuen Freund: Jupp. Seine Familie war ausgebombt worden. Im März 1945 erreichten wir Aue in Sachsen. Nach den vielen Etappen war hier ein längerer Aufenthalt geplant. Viele Kinder wurden auf Familien verteilt. In der Familie, zu der Jupp und ich kamen, gab es für uns beide nicht genug zu essen. Wir wurden schlecht behandelt und wegen Kleinigkeiten mit Essensentzug bestraft. Jupp organisierte die Selbsthilfe, indem wir geschickt, meist in der Nacht, die Speisekammer leerten. Das konnte nicht lange gutgehen. Tatsächlich kam die »Gastfamilie« hinter unseren Diebstahl und bestrafte uns mit fürchterlichen Schlägen und Drohungen und sperrte uns in einen dunklen Kellerraum.

Dieses »Eingesperrtsein« war für mich völlig neu. Mein Freund Jupp schien mehr Erfahrung zu haben und wusste, wie man damit umgeht. Am zweiten Tag erklärte er, dass er die Nase voll habe. Vielleicht bin ich ihm auch mit meiner Angst auf die Nerven gegangen. Er beschloss: »Jetzt haben wir Bauchkrämpfe.« Und dann jammerten wir lautstark vor uns hin. Außerdem drohten wir frech: »Wir sagen das unserem Lehrer, der sicher einmal zu Besuch kommt!« Offensichtlich führte diese penetrante Methode doch zu einer Verunsicherung unserer »Gastfamilie«, denn sie befreiten uns umgehend.

Das Erlebnis dieser kurzen Dunkelhaft bleibt mir unvergessen, und ohne Jupp hätte ich sicher größeren Schaden genommen.

Walter: *Wenn ich später von Patienten und Verwandten von Dunkelhaft, Gefängnisterror und Kriegsgefangenschaft hörte, kam mir das Bild vom dunklen Keller wie ein Flashback in den Sinn.*
Bedauerlicherweise gehören Erfahrungen mit posttraumatischen Belastungen weder zum normalen Studiengang der Medizin noch zur Ausbildung in den Pflegeberufen. Meine Erlebnisse haben sicher nicht zu einem Trauma geführt. Aber sie haben etwas ganz Entscheidendes bewirkt: Verständnis und Einfühlungsvermögen gegenüber Erlebnissen, die mit Trennung, Isoliertsein und Einsamkeit und den daraus resultierenden Verletzungen, Traumen und Verlusten verknüpft sind.

Ein Freund hinter Gittern

Einer meiner Freunde ist Schauspieler und Regisseur. Er sieht gut aus und ist mit einer charmanten und temperamentvollen Italienerin verheiratet.

Alle Freunde waren erschüttert, als sie von seiner Anklage wegen fahrlässiger Tötung erfuhren. »Wie konnte er sich betrunken ans Steuer setzen?«, fragten wir uns. »Er lässt sein Auto doch immer zu Hause, wenn er auf ein Fest geht!« In der Tat waren er und seine Frau mit dem Zug zu einem Künstlerball gefahren. Auch die Rückreise morgens mit der ersten Bahn war so geplant gewesen. Er hatte mit einigen Freunden tüchtig gezecht, und als man auseinanderging, wollte er zum Bahnhof aufbrechen. Einer seiner Kollegen, offensichtlich volltrunken, überredete meinen Freund, seinen eigenen Wagen nach Köln zurückzusteuern. Mein Freund übernahm nach einer längeren Diskussion – trotz großen Widerstands seiner Frau – das Steuer. Er hatte auch gezecht, sah aber ein, dass der andere absolut fahruntüchtig war.

Die Reise führte über die Autobahn. Mein Freund fuhr nicht schnell, sondern alkoholbedingt ›vorsichtig‹. Sie redeten nicht viel miteinander. Auf völlig gerader Strecke wurden sie von einem schnellen Porsche überholt und, obwohl es drei Fahrspuren gab, brutal geschnitten; der Porsche setzte sich direkt vor das Auto meines Freundes und bremste ihn aus. Mein Freund verlor die Kontrolle über das Fahrzeug und fuhr durch die Leitplanke. Das Auto überschlug sich; der Beifahrer und Wagenbesitzer starb, mein Freund wurde schwer verletzt. Seine Frau auf dem Rücksitz kam mit Prellungen davon.

Die Staatsanwaltschaft klagte meinen Freund mit der Begründung an, er habe in trunkenem Zustand ein fremdes Fahrzeug geführt, dadurch den Unfall verursacht und letztlich den Tod seines Beifahrers verschuldet. Die Hauptverhandlung fand vor dem Schöffengericht statt, und mein Freund wurde zu einer Freiheitsstrafe ohne Bewährung verurteilt, die er im Gefängnis verbüßen musste.

Eines Tages hörte ich aus einer benachbarten Klinik, dass die Frau meines Freundes mit einer bedrohlichen Sepsis dort eingeliefert worden war. Der behandelnde Arzt erklärte mir: »Unsere Patientin schwebt auch nach der Operation immer noch in Lebensgefahr. Außerdem verkraftet sie die Trennung von ihrem Mann einfach nicht. Sie kann keinen Kontakt zu ihm aufnehmen. Ich befürchte, dass sie sich aufgibt!« Ich erklärte sofort meine Bereitschaft, den nichts ahnenden Ehemann »hinter Gittern« aufzusuchen.

Ich fuhr zur Justizvollzugsanstalt, um meinem Freund die Hiobsbotschaft möglichst schonend beizubringen. Der Besuch wurde mir von einem sehr freundlichen, aber auch sehr bestimmten Beamten verwehrt: Es sei keine Besuchszeit, und außerdem könne da ja jeder kommen. Ich wollte das nicht hinnehmen und suchte schließlich den Gefängnisdirektor höchstpersönlich auf, um ihm den besonderen Grund meines Besuchs vorzutragen. Er hatte ein Einsehen und gewährte mir sofort und außerhalb der regulären Sprechzeit eine halbe Stunde Zusammensein mit dem Gefangenen.

Ich berichtete nun meinem Freund von der lebensbedrohlichen Krankheit seiner Frau und versuchte ihn zu trösten. Er sagte nichts dazu, sondern schrieb einen kurzen Brief an sie, den er mir mitgab. Diesen überreichte ich ihr noch am selben Abend im Krankenhaus. »Ich komme gerade von deinem Mann. Es geht ihm gut, er treibt sogar schon wieder seine Späße.« – »Wusste er noch nichts von meiner Krankheit?« – »Nein, er war vollkommen ahnungslos. Er hat sofort ein altes Stück Papier aus seinem ›blauen Kittel‹ geholt, zu zeichnen begonnen und dir wie früher eine seiner berühmten Botschaften als Liebesbrief geschrieben.« Sie las das Briefchen, dann umspielte ein kleines Lächeln ihren Mund, und sie verfiel in einen stundenlangen tiefen Schlaf.

Am nächsten Tag ging es ihr besser, und nach einer Woche wurde sie gesund aus der Klinik entlassen.

Was den Heilverlauf letztlich günstig beeinflusst hat, muss offen bleiben. Ich glaube aber hier besonders deutlich den Zusammenhang von Krankheit und Beeinflussung durch die Psyche zu erkennen. Menschlichkeit und persönliche Zuwendung sind für die Genesung immens wichtig. Aber sicher kommt noch etwas anderes dazu. Man muss an Wunder glauben können!

Stammheim

Nie hätte ich gedacht, einmal hautnah mit den Mitgliedern der RAF in Berührung zu kommen. Es war der fünfte Hungerstreik im August 1977. Die Gefangenen im Hochsicherheitstrakt von Stammheim drohten zu verhungern und zu verdursten. Deshalb berief der damalige Justizminister des Landes Baden-Württemberg, Traugott Bender, eine Krisenkonferenz ein, zu der er Vertreter der Universitäten Heidelberg, Würzburg, Ulm und Freiburg einlud. Ich war damals Arzt und Assistentensprecher an der Universität Freiburg und begleitete den leitenden Oberarzt und Kanzler zu dieser Krisensitzung im Justizministerium in Stuttgart. Das Thema lautete: »Hungerstreik und Zwangsernährung in Stammheim«.

Es wurde beraten, was man tun könne: Auf keinen Fall dürfe man die Gefangenen sterben lassen; sie würden sonst von ihren Sympathisanten als Opfer der Terrorjustiz bezeichnet werden. Ordinarien und einige Kollegen sahen in der Zwangsernährung den einzigen Ausweg aus dem Dilemma, in dem sich Politik, Justiz und letztlich auch die Ärzte befanden. Zwangsernährung geschieht durch die Einführung einer Sonde durch die Speiseröhre in den Magen. Meine Erfahrungen in der Abteilung für Vergiftungen in der Kölner Nervenklinik veranlassten mich zu widersprechen. Gegen den Willen eines Patienten lässt sich eine Sonde nur mit Gewalt einführen. Kaum hatte ich zu reden begonnen, wurde ich im besten autoritären Stil unterbrochen: »Was fällt denn diesem Freiburger Assistenten ein?« Ich wandte mich an den Minister: »Herr Minister, ich werde diesen Dienst in Stammheim übernehmen! Aber gegen den Willen eines Gefangenen führe ich keinen Magenschlauch oder eine Sonde ein. Es kann leicht zu einer Verletzung – ja sogar Perforation – der Speiseröhre kommen. Der Patient kann verbluten oder ersticken. Wir können immer noch eine Infusionstherapie als künstliche Ernährung versuchen.«

Als ich in Stammheim ankam, machte ich die Prozedur durch, die man über sich ergehen lassen muss, um überhaupt in einen Hochsicherheitstrakt hineinzukommen. Ich wurde »gefilzt« und von Kopf bis Fuß durchsucht. Sogar in meinen Haaren suchten die Beamten nach Maschinengewehren, Pistolen, Spritzen oder Giften und Rauschmitteln.

Auf der provisorisch eingerichteten Intensivstation im Hochsicherheitstrakt sah ich meine Schützlinge nur dann, wenn sie bewusstlos waren. Dann wurden sie auf Tragen hereingefahren: Gudrun Ensslin, Andreas Baader, Jan-Carl Raspe und Irmgard Möller. Sie waren in einem erbärmlichen Zustand. Sie wirkten verfallen und ausgezehrt. Als Mediziner stand für mich fest: Ihre Situation war lebensbedrohlich, vergleichbar mit weit fortgeschrittenen Stadien von Anorexie (Magersucht) oder Kachexie (krankhafter Abmagerung). Früher wurde das Siechtum genannt.

Die Gefangenen waren erst wieder ansprechbar, als sie Infusionen erhalten hatten. Ich versuchte, mit ihnen zu sprechen, ihnen gut zuzureden und ihnen klarzumachen, es sei unsinnig, ihr Leben einfach wegzuwerfen. Sie verträten doch, wenn auch mit falschen Mitteln, eine Idee, die einiges für sich habe.

Leider war eine Kommunikation mit diesen Leuten nicht möglich. Sie verweigerten jedes Gespräch mit mir und lehnten jegliche weitere Behandlung ab, sobald sie wieder ansprechbar waren.

Die Atmosphäre im Hochsicherheitstrakt war ein Albtraum: Die Zellen lagen zum Innenhof. Ringsum waren nur »schwere Jungs« inhaftiert. Ich hörte dauernd unartikulierte Schreie und übelste Schimpfwörter. Diese Beschimpfungen waren gegen alle und jeden gerichtet, natürlich auch gegen uns Ärzte. Die ungewohnte Umgebung, mehr noch die Aussichtslosigkeit unseres Tuns waren für mich äußerst deprimierend. Ich hätte diesen Menschen vielleicht helfen können, aber sie ließen mich nicht.

Später, als die Flugzeugentführung durch die RAF in Mogadischu misslang, die die Freilassung der Gefangenen hätte erzwingen sollen, brachten sich drei der vier Inhaftierten um. Irmgard Möllers Versuch, sich mit einem Stich ins Herz zu töten, scheiterte.

Nach dem Kollektivsuizid kamen Mordvorwürfe auf, die auch uns Ärzte betrafen. Das »Umfeld« der RAF bezeichnete uns als »Gehilfen der Mörder«. Diese Episode war eine der schwierigsten meines Lebens und meiner ärztlichen Tätigkeit. Ich war in Stammheim, kannte die Häftlinge, war bereit, ihnen zu helfen, wurde beschimpft und bedroht und suche bis heute nach einer Erklärung. Ich bin nicht nur Internist, sondern auch Neurologe und Psychiater. Obwohl ich mit diesen Gefangenen fühlte, fand ich keine schlüssige Erklärung für ihr Verhalten.

Monatelang hatte ich nachts Schweißausbrüche und schlimme Träume. Ich sah mich immer wieder vor einem imaginären Gericht als Mitglied der RAF angeklagt und hörte mich erfolglos argumentieren: »Ich habe doch niemals eine Waffe gegen andere erhoben. Ich bin kein Terrorist, ich wollte nur ihr Leben retten. Wieso werde ich hier immer und immer wieder verhört, beschimpft und angeklagt?« Das zog sich über Monate hin.

Hier traf das von mir sonst sehr geschätzte Wort von Jean Paul nicht zu: »Die Erinnerung ist das einzige Paradies, aus dem wir nicht vertrieben werden können.«

Meine Erinnerung war das Gegenteil: Sie war die Hölle!

Walter: *Stammheim war, ist und bleibt eine wichtige
Erfahrung für mich. Vor allem deshalb, weil mir der
Zugang zum Verständnis des Patienten verschlossen blieb.
Die von mir immer wieder angewandte und geschätzte
Methode »Hinsehen, Zuhören, Mitfühlen« hat damals
nicht weitergeholfen, sie hat schlicht versagt.
Die Erfahrung mit den RAF-Gefangenen war gewiss
eine der schlimmsten Niederlagen in meinem ärztlichen
Leben. Dennoch half sie mir später in meinem Beruf
bei der Betreuung von ähnlichen Fällen, im Umgang
mit psychisch Kranken, die notwendige Geduld auf-
zubringen.
Nun schicke ich Dir noch eine andere, harmlosere
Gefängnisgeschichte. Sie spielt in der Sahara.*

Der Polizeichef in der Wüstenstadt

Nicht vorbereitet war ich auf folgende Situation in einer
alten Karawanenstadt in der Sahara, die heute zum Niger
gehört: Mein Freund G. und ich fanden uns plötzlich hinter
Gittern in Polizeigewahrsam. Man hatte uns die Pässe weggenommen und wie zwei Verbrecher in einem Überlandbus
verhaftet – weil wir die Sichtstempel nicht hatten, die sich
jeder Fremde beim Betreten einer Stadt besorgen musste.
Diese für mich neue Erfahrung, selbst Gefangener hinter
Gittern zu sein, dazu die blasierte Miene des Wachhabenden,
sein kurzes »Arrêté« machten mir Angst. In diesem Moment
fiel mein Blick auf einen in Landestracht gekleideten Mann,
der in einer Ecke der Polizeistation auf dem Boden lag und
sich den Kopf hielt. Die Flucht nach vorn antretend, fragte

ich den diensthabenden Offizier im Befehlston: »Was ist passiert?«

Welch ein Wandel in Gesicht und Haltung dieses Mannes im Bruchteil einer Sekunde! Er wies auf den Liegenden und flüsterte: »Der da, der ist der Chef der Polizei. Er ist krank, hat schreckliche Kopfschmerzen!« Ich sagte daraufhin sofort: »Ich bin Arzt.« Der Kranke richtete sich auf, schaute mich jetzt plötzlich an und verlangte Medikamente. Ich erkannte schlagartig unsere einmalige Chance und sagte, nicht ganz wahrheitsgetreu: »Die sind im Hotel!«

Unsere Pässe wurden nach einem kurzen Befehl des kranken Polizeichefs abgestempelt, was für uns die Freiheit bedeutete. In seinem Dienstwagen fuhren G. und ich mit dem immer noch an heftigen Schmerzen leidenden Polizeichef ins »Hotel Air«. Auf der Dachterrasse des Hotels gab ich meinem ersten Patienten in der Wüste ein Glas in die Hand. Die bröckchenweise in das Wasser fallende Tablette (Aspirin Plus C) löste sich auf, und der Trunk perlte im Gegenlicht der Abendsonne wie Champagner. Fasziniert beobachtete der »Chef de Police« das Spiel der aufsteigenden Luftblasen. Schluckweise gestattete ich ihm, den »Wundertrank« zu sich zu nehmen. Keine Stunde später waren wir in Freiheit, und dem Patienten ging es sichtbar besser. Die Kopfschmerzen waren wahrscheinlich Ausdruck einer verschleppten Erkältung oder Grippe gewesen, vielleicht mit Nasennebenhöhlenbeteiligung. Das Aspirin hatte die »Schmerzkette« durchbrochen. Ein paar Tage kam er noch zur Kontrolle, dann war er gesund.

Am einem der nächsten Abende lud er uns zu sich nach Hause ein. Madame »Le Chef de Police« bereitete ein wunderbares Mahl. All ihre Kinder und einige Angehörige des Familienclans bestaunten uns. Später am Abend gab mir der Hausherr in einem günstigen Moment, als die anderen Gäste abgelenkt waren, ein Zeichen, das so viel hieß wie, er möchte mich unter vier Augen sprechen. In einer Ecke seines Gartens, fern aller Blicke, durfte ich zum zweiten Mal – diagnostisch und therapeutisch – tätig werden. Ich verabreichte ihm aus meinem Medizinbeutel das Penicillinpräparat, das ich schon oft wirksam eingesetzt hatte. So kurierte ich die Gonorrhö (den »Tripper«) des Familienvaters. Eine mitwisserhafte Geste … Zeigefinger vor gespitzten Lippen … und dann: »Attention, rien à Madame!« Nichts zu meiner Frau! Ich schwieg. Im Inneren schmunzelte ich. Wofür das Arztgeheimnis doch gut ist!

Carlo: *Wie kamst Du darauf, jemandem, der Dich gefangenhält, zu helfen? War es wieder Dein Mitfühlen als Arzt?*

Walter: *Ja, ich hatte Mitleid mit dem kopfschmerzgeplagten Mann. Und letztlich hatte es doch Vorteile für uns beide! Wir bekamen anschließend freien Zugang zur Ténéré-Wüste, was unser Tuaregfreund und Führer als »miracle« bezeichnete …*

Und nun zur inneren Gefangenschaft: Viele Krankheiten bedeuten ja eine Art von Gefangensein. Denk nur an Stoffwechselerkrankungen, Querschnittslähmungen, Drogensucht oder schwerste Formen von Psychosen. Ich möchte nun von Erfahrungen erzählen, die mir in besonderer Erinnerung geblieben sind.

Das Leiden der Hannelore Kohl

Im September 1989 trafen Hannelore Kohl und ich zum ersten Mal zusammen, es war auf dem Bremer CDU-Parteitag. Dieser Parteitag stand unter keinem guten Stern, denn Helmut Kohl war von einer Krankheit noch nicht genesen, sollte aber eine wichtige Rede zur Eröffnung halten. Mit den Worten »Sind der Stress und seine Erkrankung nicht zu viel für ihn?« wandte sich Hannelore Kohl an mich. »Wir haben alle notwendigen medizinischen Maßnahmen getroffen, und ich hoffe, dass alles gutgeht«, antwortete ich.

In diesen Tagen hatten Hannelore Kohl und ich mehrfach Gelegenheit, ausführlich miteinander zu reden und zu diskutieren. Sie erzählte mir von dem ungeheuren Druck, der durch das Amt ihres Mannes auf ihrer Familie lastete, und wie sie ihrem Mann und ihren Söhnen in Stresssituationen half. Ich war tief beeindruckt von dieser starken, engagierten Frau an der Seite unseres Bundeskanzlers.

Im Mai 1993 bat mich Hannelore Kohl, sie im Kanzlerbungalow in Bonn zu besuchen. Ich wunderte mich sehr, dass sie mich in einem verdunkelten Raum empfing. Hier erfuhr ich zum ersten Mal, dass sich ihr Leben dramatisch verändert hatte, weil sie an einer Lichtallergie (Urtikaria solaris) litt. »Ich kann helles Licht nicht mehr ertragen, es verursacht bei mir starke körperliche Schmerzen. Können Sie sich vorstellen, was es heißt, nicht mehr die Sonne sehen zu dürfen?« Sie erzählte mir ihre Leidensgeschichte, die bereits 1968 mit einer heftigen allergischen Reaktion auf Penicillin begonnen hatte. Sie hatte damals mit hohem Fieber und fürchterlichen Schmerzen im gesamten Körper zu kämpfen. Für mich stand fest, dass ein Zusammenhang zwischen der allergischen Reaktion von damals und der heutigen Lichtallergie bestand. Von diesem Zeitpunkt an standen Hannelore Kohl, ihr Hausarzt und ich in ständiger Verbindung.

Die Lichtallergie wurde immer stärker: Auf jegliches Licht reagierte sie mittlerweile mit brennenden Schmerzen auf der Haut, Schmerzen im Brustbereich, Herzrasen und Asthmabeschwerden. Die Symptome ließen sich mit entsprechender Therapie zumindest zeitweise beheben, doch sie konnte sich in den folgenden Jahren draußen nur noch im Schatten dichter Bäume und in der Dämmerung aufhalten. Dieser Zustand, der sich in den letzten beiden Jahren ihres Lebens noch verstärkte, trieb sie in eine zunehmende Isolation. Niemand war in der Lage, Hannelore Kohl wirklich zu helfen, und sie begab sich auf Anraten ihres Hausarztes in eine Klinik am Tegernsee. Dort sollte eine Art ›Lichtdesensibilisierung‹ durchgeführt werden. Eine Heilung konnte jedoch auch hier nicht erzielt werden.

Wie schlimm es übrigens selbst für exponierte Persönlichkeiten sein kann, mit ernsthaften Beschwerden alleingelassen zu werden, zeigt das nachfolgende »Vorkommnis«:

Im Mai 1999 wurde Hannelore Kohl in eine Hals-Nasen-Ohren-Klinik aufgenommen, da sie unter heftigen Schmerzen im Kehlkopfbereich und unter Atembeschwerden litt. Sie konnte den Ärzten auch schon die Diagnose mitteilen: »Ich muss eine Gräte verschluckt haben, ich komme gerade von einer Einladung und habe dort Fisch gegessen.« In der darauffolgenden Untersuchung konnte die Diagnose jedoch nicht bestätigt werden. Der diensthabende Oberarzt rief mich an und fragte, auf welche Medikamente die Patientin allergisch reagiere. »Am besten, ich komme gleich vorbei und sehe sie mir an«, teilte ich dem Oberarzt mit. Er lehnte ab. Umso überraschter war ich, als mich am nächsten Morgen Hannelore Kohl mit leiser, gequälter Stimme anrief und bat, schnell zu ihr zu kommen. Sie sei aus der Klinik entlassen worden, da man nichts habe finden können.

Bei meiner Untersuchung konnte ich oberhalb des Kehlkopfes einen Schmerz auslösen, bei einem leichten Druck rechts schmerzte es links, und bei einem leichten Druck links schmerzte es rechts. Das konnte nur die Fischgräte vom Tag zuvor sein. Erneut schickte ich Hannelore Kohl mit der Grätendiagnose in die betreffende Fachklinik. Nach dem nochmaligen operativ-endoskopischen Eingriff konnte eine dreieinhalb Zentimeter lange Gräte aus dem oberen Eingang der Speiseröhre, wo sie sich eingespießt hatte, entfernt werden. Schlagartig war Hannelore Kohl von allen Schmerzen befreit, und nach wenigen Stunden konnte sie wieder normal atmen und schlucken.

Die Lichtallergie ließ sich im weiteren Verlauf ihres Lebens leider nicht beeinflussen. Es war ihr kaum mehr möglich, sich dem Tageslicht auszusetzen, und so war sie gezwungen, sich immer mehr in abgedunkelte Räume zurückzuziehen. Sie fühlte sich durch die Krankheit »wie im eigenen Körper gefangen«.

Hannelore Kohls Schicksal hat nicht nur ihre Familie, sondern auch ihre Freunde und die behandelnden Ärzte belastet. Ich habe oft kleinere Krisensituationen im Zusammenhang mit ihrer Krankheit bei uns im Krankenhaus abfangen müssen und häufig auch mit ihr versucht, die Ursachen zu ergründen. Sie war durch ihre Stiftung ZNS für Verletzte des Zentralen Nervensystems und die Hannelore-Kohl-Stiftung mit medizinischen Problemen sehr vertraut und im Laufe der Jahre auch eine äußerst kundige Diskussionspartnerin geworden. Bei unserer letzten Begegnung verabschiedete sie sich von mir mit den Worten, dass sie auch noch weiter gegen diese Krankheit kämpfen wolle: »Ich werde nicht so schnell aufgeben.«

Aber Hannelore Kohl hat sich letzten Endes doch anders entschieden. Und ich habe ihre Entscheidung verstanden. Ist es nicht auch ein Zeichen von Mitfühlen, wenn man Verständnis für die Entscheidung eines Menschen aufbringt, dessen Kräfte nicht mehr ausreichen?

Locked in

Auf der Intensivstation der Medizinischen Klinik in Freiburg betreuten wir ein siebzehnjähriges Mädchen, das augenscheinlich bewusstlos war. Die Schülerin eines Freiburger Gymnasiums war in der Turnstunde, kurz nachdem sie eine leichte Bodenübung vollendet hatte, auf dem Boden sitzen geblieben, hatte über heftige Kopfschmerzen geklagt und das Bewusstsein verloren. Der Notarzt vermutete zunächst eine Hirnblutung – besonders in einem solchen Alter immer eine sehr ernste Prognose.

In der neurochirurgischen Klinik waren die Untersuchungen schnell abgewickelt worden, und die Schülerin kam künstlich beatmet mit der Diagnose »unklare Bewusstlosigkeit« in unsere Klinik. Mehrere Tage blieb der Zustand unverändert, und die verzweifelten Eltern wechselten sich ab, um rund um die Uhr bei ihrer Tochter sein zu können. Wir standen zunächst vor einem Rätsel, denn weder eine Hirnblutung noch eine Hirnentzündung waren festgestellt worden. Die Patientin konnte sich weder verständlich machen noch irgendein Körperteil bewegen. Allerdings fiel mir auf, dass sie bei geöffneten Augen geringfügig zu fixieren schien. Die Mutter sagte: »Ich kann mit meiner Tochter über die Lider Kontakt aufnehmen.« Von der Möglichkeit eines solchen Zugangs waren Schwestern und auch Ärzte zunächst nicht überzeugt.

Mir gingen die verzweifelten Blicke der Mutter derart nach, dass ich am Abend noch einmal versuchte, mit der Patientin Kontakt aufzunehmen, wobei mir meine neurologische Erfahrung zugute kam. Dann passierte etwas Dramatisches: Über beide Wangen rannen Tränen, wie ich es nur einmal bei einem Kind erlebt hatte, das tief traurig war und stumm weinte, ohne eine Miene zu verziehen. Meine Aufmerksamkeit war geweckt. Noch einmal ging ich die Methode der Kontaktaufnahme mit meiner jungen Patientin durch: Ein kleines Zwinkern bedeutete: JA!, keine Lidbewegung: NEIN!

In diesem Augenblick wurde uns auf der Intensivstation schlagartig klar: Dieses siebzehnjährige Mädchen hat ein Locked-in-Syndrom. Sie ist bei Bewusstsein, und man kann sich mit ihr per Lidschlag verständigen. Dabei gibt es unterschiedliche Methoden. Wir sagten ihr zunächst das Alphabet auf, und bei dem entsprechenden Buchstaben bewegte sie das Lid. Damit war der Buchstabe festgelegt. So konnten wir zwar mühsam, aber doch eindeutig auf unsere Fragen nach Schmerzen, Bedürfnissen, Gefühlen eine Antwort bekommen. Nach einer kurzen Phase, in dem Schwestern und Pfleger und wir Ärzte eine Sonderform von Training durchmachten, wurde das Alphabet auf eine gut lesbare Tafel geschrieben und die Verständigung erleichtert. Damit war der schreckliche Zustand für die Patientin, sich nicht verständlich zu machen, beendet. Nun erfuhren wir, was in ihrem Inneren vorging: »Schmerzen und Angst – Niedergeschlagenheit, aber auch Hoffnung.« So konnten wir, die Schwestern und Ärzte sie beruhigen, trösten und auf eine gute Mitarbeit der Patientin vertrauen, die den Heilungsprozess unterstützte. Und sie wurde wieder gesund!

Anmerkung:
Locked-in-Syndrome können ganz unterschiedliche Ursachen haben: Durchblutungsstörungen, Entzündungen und auch gut- und bösartige Tumoren im Bereich des Stammhirns führen zu dem Bild des kompletten »hohen Querschnitts«. Patienten mit diesem Syndrom sind in der furchtbaren Situation, dass sie alles verstehen und auch klar denken können. Sie sind aber nicht in der Lage, zu sprechen oder sich zu bewegen. Nur über geringe, oft kaum sichtbare Lid- oder Augapfelbewegungen ist unter Umständen eine Kommunikation mit ihnen möglich.

Locked-in-Syndrome sind in der Vergangenheit oft übersehen

worden, erst in den letzten dreißig Jahren hat man sie in die diagnostischen Überlegungen miteinbezogen.

Eindrucksvoll ist auch die Geschichte des französischen Chefredakteurs von »Elle«, Jean-Dominique Bauby, der im Alter von dreiundvierzig Jahren am 8. Dezember 1995 einen Schlaganfall des Hirnstamms erlitt. Als er nach zwei Wochen in der Klinik aus dem Koma aufwachte, realisierte er nach und nach, dass er stumm und vollständig gelähmt war. Erst nach Wochen kam man darauf, dass er bei Bewusstsein war. Er verstand jedes Wort, konnte sich allerdings nur über den Lidschlag des linken Auges verständlich machen. So war er dann schließlich in der Lage, mittels Blinzeln seines Auges »zu reden«.

Es wurde ein spezielles Alphabet erstellt, welches die Buchstaben nach ihrer Häufigkeit in der französischen Sprache ordnete. So hat er sogar ein Buch über seinen Zustand diktiert: »Schmetterling und Taucherglocke«. Das Buch erschien am 6. März 1997 in Frankreich; Bauby starb nur drei Tage später an einem Herzversagen.

Carlo: *Du siehst, es sind einige Tage vergangen, bis ich Dir diese Antwort sende. Deine Geschichten haben mich sehr nachdenklich gemacht. Du magst solche Reaktionen gewohnt sein, ich möchte Dir aber mitteilen, was Deine Erlebnisse in mir bewirkt haben.*
Ich dachte bis vor Kurzem – nach allem, was ich erlebt habe –, dass ich so ziemlich jeder Situation gewachsen sein würde. Nun hast Du mich mit meinen Grenzen konfrontiert. Ich bezweifle, dass ich ein Lockedin-Syndrom oder eine Lichtallergie ertragen könnte.
Ich frage Dich, wie Du selbst damit fertig werden konntest, oft einfach ohnmächtig zu sein, sei es in Stammheim, bei Hannelore Kohl oder wenn sehr junge Menschen unheilbar krank waren. Für den Arzt ist Mitgefühl wahr-

116

scheinlich ein fortlaufender Tanz zwischen den beiden
von Dir genannten Polen: Nähe und Distanz.
Mir bleibt ein beklemmendes Gefühl.

Walter: *Du ahnst wahrscheinlich, dass ich Deine Fragen*
nicht beantworten kann. Ich weiß nicht einmal, ob es
dafür überhaupt Antworten gibt. Ich weiß nur, dass viele
sehr ernst erkrankte Menschen in diesen Situationen eine
unglaubliche Kraft entwickelt haben – und das, weil sie
nicht alleingelassen wurden!

Carlo: *Ich möchte Dich daran erinnern, dass Du mir*
sagen wolltest, was aus Anna wurde.

Walter: *Du hast recht. Ich will versuchen, Dir ihr Schick-*
sal zu schildern.
Vorher muss ich Dir noch eine Erklärung geben. Ich
habe vor einigen Monaten ein Seminar über »Einsamkeit
und Krisen« im Katholisch-Sozialen Institut in Bad Honnef
moderiert. Dabei war eines der Themen »Abschieds-
briefe«. Zur Einführung habe ich Annas Geschichte er-
zählt. Die abgesprochene Anonymität ist gewahrt
geblieben.
Nach Deinem Weggang hat Anna viele Wochen wirklich
getrauert, und es war für ihre Familie und mich kaum
möglich, sie zu trösten. Der alte K. hat mich immer wieder
gebeten, mich um Anna zu kümmern. Aber trotz aller
Zuneigung zu ihr waren meine Bemühungen vergeblich.
Sie war zwischenzeitlich ein Jahr in Frankreich und hat
sich dort allmählich wieder gefasst. In einem langen Brief
hat sie mir durchwachte Nächte, ihre Trauer und auch
ihre depressiven Stimmungsschwankungen geschildert.
In Paris hat sie einen fünfzehn Jahre älteren Kollegen ken-
nengelernt, der in einem großen Pariser Krankenhaus als

Neurologe tätig war. Er ist außerdem ein renommierter Psychotherapeut gewesen. Es ging Anna in Paris richtig gut, ich habe sie dort einmal besucht. Es war ein herrliches Wochenende, und ihr Freund, gut aussehend und sehr sympathisch, war sehr offen und gastfreundlich. Nach etwa einem Jahr hat Anna ihn verlassen, die Hintergründe habe ich nie erfahren. Meine Gedanken dazu muss ich Dir nicht schildern.

Zwei Jahre nach Deinem Weggang rief mich der alte K. an und bat mich dringend, mit ihm zusammen Anna zu besuchen. Sie war in einem Krankenhaus nahe Frankfurt und schien mir eigentümlich und verändert. Ich konnte meine Erschütterung offenbar nur schlecht verbergen. Selten hat mich in meinem Leben etwas so getroffen wie ihre Veränderung – der Verlust ihres Charmes und vor allem ihrer sprudelnden Vitalität. Damals erfuhr ich, dass sie bereits in drei großen Kliniken untersucht und die Ursache ihrer Erkrankung nicht festgestellt worden war. Die behandelnden Ärzte sprachen von einem ausgeprägten depressiven Syndrom mit zeitweise aggressiven Zügen.

Auf der Rückfahrt habe ich mit ihrem Vater lange über ihre Veränderung gesprochen. Anna lehnte alle weiteren diagnostischen Schritte mit der Begründung ab, dass sie in drei großen Kliniken in Deutschland gewesen sei. Sie wollte nur noch ihre Ruhe haben und entwickelte zeitweise sogar Aktivitäten, die von den behandelnden Ärzten und ihrem Vater hoffnungsvoll als »gute Besserung« angesehen wurden.

Anna hat dann auf eigene Verantwortung die Klinik verlassen und sich zu Hause von einem befreundeten Arzt betreuen lassen. Der Vater berichtete mir, es ginge ihr jetzt besser, sie lese viel, gehe viel spazieren und nehme auch wieder am gesellschaftlichen Leben teil. In einem langen

Telefongespräch mit mir hat sie dann versucht, ihren Zustand zu beschreiben, und sich mit den Worten »Ich weiß, dass ich nicht gesund werde, vor allem niemals den Arztberuf ausüben kann« verabschiedet.

Zwei Wochen später brach sie bei einem Spaziergang plötzlich bewusstlos zusammen und starb einen Tag später. Erschüttert erfuhr ich vom alten K., dass sie an einem Hirnabszess gelitten hatte.

Viel später führte mich der völlig gebrochene Vater in ihr Appartement und forderte mich auf, das Bücherregal mit den medizinischen Büchern genau zu inspizieren: »Hier findest du einen Meter Erschütterung!« Er ließ mich längere Zeit allein, und in der Bücherreihe fand ich überall Zettel als Markierung in den Kapiteln zu »Hirntumor« und »Hirnabszess«.

Carlo, es war furchtbar, ich fühlte mich wie erschlagen. Anna hatte die richtige Vermutung gehabt, aber ihre Nachforschungen nie mit den behandelnden Ärzten oder ihrem Vater besprochen. Für mich bleibt es bis heute ein großes Rätsel, warum sie geschwiegen hat. Wie muss sie gelitten haben!

Carlo: Ich kann es nicht fassen! Wenn Du mich auch früher oft als »wilden Hund« bezeichnet hast, bist Du einer der wenigen gewesen, der mich besser kannte. Einmal sprachst Du von meinem »unsichtbaren weichen Kern«. Ich glaube, ich bin heute durch meine Krankheit noch sensibler. Als ich Deine E-Mail gelesen hatte, wollte ich das alles mit mir allein ausmachen, aber schließlich habe ich es Maria-Carmen doch erzählt, und sie hat mich getröstet.

Walter: Du hast mehrfach Annas Geschichte angemahnt, und so musste ich Dir wahrheitsgemäß berichten. Es tut mir leid, wenn ich Dich damit zu sehr beansprucht habe. Nach all diesen traurigen Geschichten zum Thema »Mitfühlen« bleibt mir nur, Dir die Checkliste für diesen Wegweiser zu schicken.

Checkliste

MITFÜHLEN –
Geht der Arzt achtsam mit mir um?

1. Nimmt der Arzt sich die Zeit, wirklich bei mir zu sein?

2. Spüre ich, dass er sich in mich hineinversetzen kann?

3. Begegnet er mir auf Augenhöhe?

4. Fühle ich mich in seiner Gegenwart wohl?

5. Gibt er mir das Gefühl, mit meiner Krankheit nicht allein zu sein?

Menschen sind wie Musikinstrumente.
Ihre Resonanz hängt davon ab, wer sie berührt.
VERGIL

Der vierte Wegweiser: Tasten und Berühren

Dieser Wegweiser zu mehr Menschlichkeit in der ärztlichen Behandlung besteht aus zwei Teilen, die nicht voneinander zu trennen sind: Der Arzt muss mit den Händen untersuchen und mit ihnen kommunizieren. Beide Formen sind sehr intim; für beide sollte der Arzt sich vorher die Erlaubnis seines Patienten einholen.

Wer tastet, sucht gezielt, um zu finden. Weil der Tastsinn der unmittelbarste und direkteste Sinn ist, ist er auch so *effektiv.* Viele Symptome und Besonderheiten verschließen sich oft den anderen Sinnen und lassen sich ausschließlich durch den Tastsinn erkennen. *Nichts kann das Tasten ersetzen – es ist für den Heilberuf unverzichtbar.*

Das Berühren ist die älteste und direkteste Sprache. Wenn die Rede verstummt, kann nur eine Berührung Trost und Geborgenheit schenken. Worte sind im Vergleich dazu oftmals machtlos. *Kommunikation mit den Händen schafft Vertrauen wie nichts anderes.*

Carlo: Mir fällt bei diesem Wegweiser sofort der »gute alte Hausarzt« aus meiner Kindheit und Jugend ein. Wie selbstverständlich hat er meinen Puls gefühlt und mir seine große Hand auf die Schulter gelegt. Zu ihm habe ich immer sehr großes Vertrauen gehabt. Ist das heute überhaupt noch machbar, was mein Hausarzt damals tat – und vor allem, wie er es tat? Ich glaube kaum.

Walter: Vor vielen Jahren wurde mir von einem langjährigen Patienten eine merkwürdige Frage gestellt: »Herr Doktor, sind Sie Arzt oder sind Sie Mensch?« Ich habe lange und immer wieder darüber nachgedacht. Und mir wurde bald klar, dass ich das eine vom anderen nicht trennen konnte und auch nicht wollte. Ich bin Mensch UND Arzt. In dieser Reihenfolge und mit den daraus erwachsenden Konsequenzen.

Carlo: Aber wie sieht die Realität aus? Ärzte haben bei Euch genau wie in den USA kaum Zeit, ihren Patienten die Hand zu geben. Neulich habe ich gelesen, dass es viele auch gar nicht mehr tun.
Ich will Dir sagen, wie es sich für mich darstellt: Die moderne Gesellschaft läuft Gefahr, in vielen Bereichen die Menschlichkeit zu vernachlässigen.
Auch darum fühle ich mich in meiner neuen Heimat wohl. Hier ist zwar nicht alles gut, aber der Zusammenhalt der Familie und ihre Fürsorge stehen an erster Stelle.

Walter: Das habe ich auf zahlreichen Reisen auch erlebt. Du erinnerst Dich noch an die Geschichte mit den Mutter-Teresa-Schwestern?

In der Sahara waren es die Tuareg, die mir vor Augen führten, was Gastfreundschaft, Zusammenhalt eines Clans und enge Familienbande bedeuten. Dort gelten die guten alten Werte noch, ich kann mich auf den anderen voll und ganz verlassen. Auf all meinen Reisen in die Sahara bin ich nie menschlich enttäuscht worden, im Gegenteil!

Auch die Reisen nach Mittel- und Südamerika waren in Bezug auf meine Erlebnisse mit Familienzusammenhalt in den Favelas oder in den Indianerstämmen beeindruckend. Die harten äußeren Lebensbedingungen konnten der Würde, Stärke und Lebensfreude vieler dieser Menschen nichts anhaben. Mehr als einmal hat mich ihre innere Stärke erstaunt und im Grunde sehr nachdenklich gestimmt.

Vielleicht ist dies das Geheimnis jedes (mit)menschlichen Umgangs – und somit auch der Menschlichkeit: Beachte und würdige den anderen als Menschen; sei achtsam und aufmerksam, wenn du ihm begegnest. Und bleib dabei selber Mensch.

Carlo: Aber genau daran fehlt es in jedem Winkel der modernen Medizin. Und ich bezweifle immer noch, dass der Einzelne die Macht hat, gegen dieses System anzurennen und menschlich zu handeln.

Walter: Natürlich haben wir Missstände. Darin waren wir uns doch bereits vor Monaten einig. Eben weil die Zustände oftmals so unmenschlich sind, will ich ja mein Buch schreiben. Kranke werden tatsächlich oft ausgegrenzt – auch weil bewährte traditionelle Strukturen ins Wanken geraten sind und nur noch die Ökonomie das Gesundheitswesen zu bestimmen scheint. Du ahnst nicht, wie oft ich mich über bestimmte Abläufe innerhalb des

Gesundheitssystems geärgert habe. Vieles hat mich mit großer Sorge erfüllt.

Aber es nicht alles schlecht. Und ich will auch nicht in das große Wehklagen und Jammern einstimmen. Negative Beiträge und Bücher zu diesem Thema gibt es genügend. Sie haben ihre Berechtigung, indem sie auf Missstände hinweisen. Ich war immer schon der Meinung, dass es besser ist, eine Kerze aufzustellen, als über die Dunkelheit zu klagen. Meine Hoffnung ist, dass meine Wegweiser solche Kerzen sind. Ich habe jedenfalls immer wieder erlebt, wie wichtig sie im medizinischen Alltag sind.

Es gibt überall Beispiele der Menschlichkeit. Das macht Hoffnung. Ich finde, wir sollten mehr über diese positiven Beispiele sprechen – auch in den Medien. Je mehr Beachtung sie finden, desto mehr Gewicht bekommen sie. Vergessen wir auch nicht, dass die alten Werte immer noch Bestand haben. Der Eid des Hippokrates ist für viele Ärzte nach wie vor maßgeblich: »... zum Nutzen der Kranken will ich eintreten.« Die Genfer Deklaration des Weltärztebundes betont gleich im ersten Satz: »Ich gelobe feierlich, mein Leben in den Dienst der Menschlichkeit zu stellen.«

Du fragst: Hat der einzelne Arzt die Macht, gegen das System anzurennen und menschlich zu handeln? Der Arzt hat auch heute noch Macht. Ich glaube nämlich, dass es für ihn zuallererst darauf ankommt, sich seiner Verantwortung bewusst zu sein. Aus dem Gefühl der Verantwortung entsteht ein Wille – und auf den kommt es an.

Du kennst doch Peter Bamms Roman »Die unsichtbare Flagge«. Der Chirurg berichtet darin über seine ärztliche Tätigkeit im Zweiten Weltkrieg. Zu Beginn schreibt er: »Über dem kleinen Zelt in dem Wäldchen am Dnjestr, unter dem ungeheuren Himmel der Ukraine, wehte eine

unsichtbare Flagge, die Flagge der Humanitas. Sollte es
eine verlorene Flagge gewesen sein?« Der Leser erfährt,
wie es im Krieg – also in einer Ausnahmesituation – unter
kaum vorstellbaren Bedingungen möglich war, als Arzt
Humanitas (Menschlichkeit) zu beweisen, gleichgültig, ob
Freund oder Feind auf dem Operationstisch lag.
Wichtig ist mir, alter Freund, dass wir bei allen Diskus-
sionen über dieses Thema das Verantwortungsprinzip
nicht vergessen. Es besagt, dass wir nach Lösungen
suchen und nicht nach Ausreden. Wir dürfen niemals die
Gegebenheiten des Lebens als Ausreden missbrauchen,
um entgegen unseren Werten und unserer Verantwortung
zu handeln. Dazu können uns keine Umstände zwingen.
Gerade Du als Unternehmer musst das doch wissen!
Zum Verantwortungsbewusstsein gehört zum Beispiel
auch, keine Ungleichbehandlung zu dulden. Mensch ist
Mensch. Menschlichkeit macht keine Unterschiede! Davon
darf uns nichts abbringen, keine finanzielle Notwendig-
keit – und es darf auch keine »Zwei-Klassen-Medizin« mit
allen ihren Folgen geben.

Carlo: *Lieber Walter, ich habe gleich »Die unsichtbare*
Flagge« hervorgeholt und noch einmal gelesen und
war heute wie damals von diesem Roman tief beeindruckt.
Doch jetzt möchte ich Dir eine eher heitere Geschichte von
Anthony de Mello erzählen. Ich bin sicher, Du verstehst,
was ich damit sagen möchte.

Ein Schäfer weidete seine Schafe, als ihn ein Spazier-
gänger ansprach. »Sie haben aber eine schöne Schaf-
herde. Darf ich Sie etwas in Bezug auf die Schafe
fragen?« – »Natürlich«, sagte der Schäfer. Der Mann
fragte: »Wie weit laufen Ihre Schafe ungefähr am Tag?« –
»Welche, die weißen oder die schwarzen?« – »Die

weißen.« – »Die weißen laufen ungefähr vier Meilen täglich.« – »Und die schwarzen?« – »Die schwarzen genauso viel.«

»Und wie viel Gras fressen sie täglich?« – »Welche, die weißen oder die schwarzen?« – »Die weißen.« – »Die weißen fressen ungefähr vier Pfund täglich.« – »Und die schwarzen?« – »Die schwarzen auch.« – »Und wie viel Wolle geben sie ungefähr jedes Jahr?« – »Welche, die weißen oder die schwarzen?« – »Die weißen.« – »Nun ja, ich würde sagen, die weißen geben jedes Jahr ungefähr sechs Pfund Wolle zur Schurzeit.« – »Und die schwarzen?« – »Die schwarzen genauso viel.«

Der Spaziergänger war erstaunt. »Darf ich Sie fragen, warum Sie die eigenartige Gewohnheit haben, Ihre Schafe bei jeder Frage in schwarze und weiße aufzuteilen?« – »Das ist doch ganz natürlich«, erwiderte der Schäfer, »die weißen gehören mir, müssen Sie wissen.« – »Ach so! Und die schwarzen?« – »Die schwarzen auch.«

De Mello sagt mit dieser Erzählung: Der menschliche Verstand schafft törichte Kategorien, wo Liebe nur eine sieht.

Und nun schick mir recht bald Deine Geschichten zu »Tasten und Berühren«!

Der Liebling der Station

In Zeiten von Grippeepidemien, Erkältungskrankheiten und mit ihnen verbundenen Komplikationen sind Krankenhäuser in ganzen Regionen oft hoffnungslos überfüllt. Unser Krankenhaus war schon die dritte Anlaufstelle eines niedergelassenen Arztes: »Sie müssen mir Peter abnehmen! Sie sind meine letzte Rettung!«

In der Aufnahmestation liegt der siebzehnjährige Peter, ein junger Mann mit Downsyndrom, an der Seite der Trage seine verzweifelte Mutter. Sie wiederholt immer wieder mit tränenerstickter Stimme: »Bitte, bitte helfen Sie unserem Sohn, er stirbt.« Mühsam schnappt er nach Luft. Ein kurzer Blick auf den Patienten und ein Tasten mit der Hand sagen mir: »Hier besteht größte Gefahr!« Das teigige Gesicht des Jungen ist unheilvoll blass-bläulich verfärbt, die Augenlider sind geschwollen, die Halsvenen sind prall gefüllt und springen wie Seilstränge hervor. Der Puls ist kaum zu tasten und rast. Die Haut fühlt sich kühl und trocken an, die Stimme ist heiser. Ohne Zeit zu verlieren, eilen wir mit unserem Patienten auf der Trage Richtung Intensivstation. Schnell klärt sich unser Verdacht bei der Ultraschalluntersuchung: Peter hat eine Herzbeuteltamponade, das heißt, anderthalb Liter Flüssigkeit befinden sich im Herzbeutel, eine lebensbedrohliche Situation.

Der Oberarzt führt die rettende Herzbeutelpunktion durch. Noch während der Entlastungsprozedur krächzt Peter – schon jetzt einer unserer unvergesslichen Patienten – plötzlich: »Ich hab Hunger!« Der Oberarzt: »Was willst du denn essen?« Peter: »Ich will ein Brötchen!«

Peter ist gerettet. Eine massive Unterfunktion der Schilddrüse – nicht selten die Begleiterkrankung bei Downsyndrom – war bei Peter die Ursache der Flüssigkeitsansammlung im Herzbeutel. Daher rührten auch die raue Stimme und die trockene Haut. Die weitere Behandlung soll nun auf der Allgemeinstation erfolgen. »Können wir ihn nicht hier auf der Intensivstation behalten?«, fragen die Schwestern, die diesen liebenswerten und »knuffigen« Patienten sofort ins Herz geschlossen haben. »Er ist wieder so fröhlich, singt und summt ständig vor sich hin, streichelt uns die Hände und ist für jede kleine Aufmerksamkeit dankbar.« – »Tut mir leid, aber es geht ihm wieder besser, und auf der Station 6B ist er auch gut aufgehoben«, entgegne ich, froh über die postitive Wendung dieser bedrohlichen Erkrankung.

Auch auf der neuen Station erobert Peter schnell die Herzen der Schwestern. Die Therapie mit dem dringend notwendigen Schilddrüsenhormon zeigt bald schon Wirkung, und unser bis dahin eher lethargischer Patient erwacht zu neuem Leben. Überraschend treten auch bisher nicht gekannte Verhaltensweisen zutage, nämlich sein Interesse am anderen Geschlecht. Er beginnt, gelegentlich die Schwestern zu betatschen, stets von einem kleinen, schelmischen Lachen begleitet. Sie nehmen ihm das nicht übel. Doch wegen seiner neu geweckten »Leidenschaft« muss ich ihn zur Rechenschaft ziehen und zupfe leicht an seinem Ohr. Er kichert, schlägt sich vergnügt in seine kleinen, weichen Hände und erwidert: »Möbius, Schweineboxen!« Diese Bemerkung amüsiert unsere Schwestern auf der Station sehr, mein fragender Gesichtsausdruck trägt wohl sein Übriges dazu bei. Als ich die Mutter beim Besuch ihres Sohnes treffe, erzähle ich ihr die kleine Episode. Sie erwidert: »Das dürfen Sie Peter nicht krummnehmen. Dies ist seine Form der Zuwendung. Immer, wenn wir zu meinem Bruder auf den Bauernhof in die Eifel fahren, ist sein erster Weg in den geliebten Schweinestall. Er klettert dann zu den Schweinen, die sich um ihn drängen. Mit seinen weichen Händen stupst er auf ihre Schnauzen, begleitet das Grunzen der Schweine jubelnd mit seinem Kommentar: ›Schweineboxen, Schweineboxen!‹«

Ungefähr vier Wochen bleibt Peter in unserem Krankenhaus. »Ihr wart alle so unwahrscheinlich nett zu Peter. Das haben wir so selten erfahren«, sagt die Mutter beim Abschied.

Ihre Dankbarkeit empfanden alle als Geschenk.

Anmerkung:
Bei Peter waren sowohl unsere tastenden Hände als auch die Wahrnehmung seiner krächzenden Stimme entscheidend für die erste Diagnose einer massiven Unterfunktion der Schilddrüse. Analog gelingt es durch das Berühren der Haut eines Kranken, eine Schilddrüsenüberfunktion festzustellen: Bereits beim ersten Händedruck fällt die feuchte und warme Handfläche des Kranken auf.

Die wachgeküsste Vene

Frau Anne M., zweiundneunzig Jahre, souverän, früher Chefsekretärin eines großen Unternehmens in Köln, stand in der Ambulanz unseres Krankenhauses – Verdacht auf ein blutendes Magengeschwür. Während der Aufnahmearzt die Erstversorgung vornahm, zog mich die erfahrene Schwester zur Seite: »Diese Dame hat die Situation und sich selber zwar noch immer im Griff, obwohl es ihr ständig schlechter geht. Aber Vorsicht, vielleicht hat sie doch mehr Angst, als sie zugibt!«

Nach der Kreislaufstabilisierung erklärte ich unserer Kölner Patientin, dass wir den Magen spiegeln müssten. »Das kann doch nicht Ihr Ernst sein«, war die prompte Reaktion. Die Krankenschwester hatte recht gehabt.

Die Vorbereitung zur Endoskopie nahm naturgemäß einige Zeit in Anspruch. Natürlich erkannte das erfahrene Pflegeteam, dass hinter der äußerlichen Gelassenheit der Patientin große Angst stand. Die liebevolle Betreuung, die beruhigenden Worte und die Erleichterung, dass die alte Dame ihre Angst immer noch mit kleinen Scherzen zu überspielen versuchte, schufen eine Atmosphäre, die es mir ermöglichte, sie von der Notwendigkeit des Eingriffs zu überzeugen.

Als ich wegen eines anderen Patienten kurzfristig abgerufen und etwas länger als erwartet aufgehalten wurde, hatte sich nach meiner Rückkehr in die endoskopische Abteilung leichter Unmut bei den Pflegenden eingestellt: »Immer müssen wir auf diese Ärzte warten!«, und auch der Widerstandsgeist unserer alten Dame war erneut erwacht: »Bei mir finden Sie sowieso keine Venen.« Wortlos begann ich ihre Hand und den Unterarm zu streicheln. Zu meiner Verblüffung kam unter dem verständnisvollen Schmunzeln der Krankenschwestern halb spöttisch, halb anerkennend die Bemerkung: »Das machen Sie gar nicht so schlecht, weiter so, Professor!« Ich fuhr fort, legte dann sanft meine Hand auf ihren Handrücken und küsste ihre Hand, das heißt, ich küsste in Wirklichkeit – unbemerkt von meiner Umgebung – meine eigene Hand. »Was ist das denn?«, fragte die überraschte alte Dame. – »Das ist Ihre Vene; ich habe Ihre Vene wachgeküsst!« Ein gelöstes, verschmitztes Lächeln huschte über ihr Gesicht, und ich lächelte erleichtert zurück. »Was sind denn das für Methoden?« Ich weidete mich an der Verblüffung der Krankenschwestern. »Komm schönen Frauen zart entgegen«, flüsterte ich in die Runde.

In der Mittagspause berief ich die Schwesternschar zu einem kleinen Kolloquium: »Schade, dass ihr nicht richtig aufgeklärt seid und das Wachküssen von Venen nie kennengelernt habt. Eigentlich hättet ihr das aus eurer eigenen Erfahrung ableiten können …«

Tochter und Schwiegersohn der Patientin, beide bekannte Mediziner, kamen am Abend aus Süddeutschland angereist, voller Sorge um die »Patriarchin« der großen Familie. »Wir konnten die Blutung des großen Magengeschwürs stillen und hoffen, dass Ihre Mutter bald wieder nach Hause kann.« Vom Wachküssen einer Vene, dem entscheidenden und nachhaltigen Erlebnis unserer Patientin, hatten sie noch nichts gehört und wollten über diese Methode Näheres wissen. »Das bleibt ein kleines Geheimnis zwischen Ihrer Mama und mir«, verabschiedete ich mich von den verblüfften Kollegen.

Carlo: *Du überraschst mich immer wieder, alter Freund!*
Auf diese einfühlsame und humorvolle Weise einer
schwerkranken alten Frau zu begegnen und auch noch
medizinisch Erfolg zu haben ist schon toll.
Auch mir ist ein ähnlicher Einsatz nicht fremd – als
Mensch und als Unternehmer. Jeder Unternehmer befindet
sich in einem ähnlichen Dilemma. Handelt er nur als
profitorientierter Wirtschaftsboss und folgt streng den
Gesetzen, die der Markt und vor allem die Konkurrenz
ihm vorgeben, geht das unweigerlich auf Kosten der
Menschlichkeit in einem Unternehmen. Sicher, auch in
meinem Bereich hat die rechte Waagschale überhand-
genommen: Wirtschaftlichkeit und technische Effizienz
werden stärker betont als die Menschlichkeit in der linken
Waagschale. Trotzdem habe ich mich vor langer Zeit
entschlossen, mein Unternehmen menschlich zu führen.
Wachstum konnte für mich nicht der einzige Gesichtspunkt
bei meiner Arbeit sein. Beispielsweise habe ich entgegen
der Meinung meiner Berater geregelte Arbeitszeit, Einrich-
tung eines Fonds für Härtefälle (Krankheit oder Tod eines
Mitarbeiters) und sogar Beteiligung am Gewinn durch-
gesetzt.
Über mein Unternehmen habe ich auch Kontakte zu
kirchlichen Institutionen bekommen und Ausbildungsplätze
für die »niños de la calle«, die Straßenkinder, einge-
richtet.
Noch etwas, lieber Walter. Du denkst vielleicht, ich sei
verbittert. Nein, das bin ich nicht. Ich habe gesundheitlich
viel durchgemacht. Ich werde Dir bald meinen Zustand
beschreiben. Du wirst Dich wundern. Von dem Bergsteiger
aus unserer Jugend ist nicht mehr viel übrig. Aber ich

131

habe mit meiner Situation Frieden geschlossen. Wann ist mir das gelungen? Als mir bewusst wurde, dass ich die volle Verantwortung dafür habe, wie ich meine Situation sehen will und was ich aus ihr mache. Natürlich hast Du recht: Es liegt an dem Willen jedes Einzelnen, Verantwortung zu übernehmen – sowohl für sich als auch für menschliches Handeln anderer gegenüber.
Menschlichkeit ist keine Frage des Systems, sondern der inneren Einstellung.

Walter: Du musst mir unbedingt über Deinen gesundheitlichen Zustand berichten. Das interessiert mich sehr.
Nun zu Deinen »Transferleistungen«: Ich habe durch Deine letzte Mail noch klarer verstanden, dass sich unser Problem nicht auf die Medizin beschränkt. Wer das behauptet, denkt nur innerhalb bestimmter Grenzen. Es handelt sich tatsächlich um eine Grundsatzentscheidung, die wir für viele denkbare Bereiche unseres Lebens treffen müssen. Auch wenn die Situation eines Unternehmers sicherlich nicht eins zu eins auf die eines Arztes übertragbar ist, so sehe ich doch die Parallelen, von denen Du sprichst. Wir sind uns also fortan einig darin: Wo ein Wille ist, da ist auch ein Weg.

Der Messerstich

Das Abtasten von Verletzungen, das Berühren einer Wunde oder einer Entzündung verlangen vom Untersucher viel Feingefühl. Vor allem Kinder und ältere Menschen, die bei einer solchen – für sie vielleicht ungewohnten – Untersuchung Furcht zeigen, müssen besonders behutsam berührt oder abgetastet werden. Eine überraschende oder schmerzhafte Berührung kann die weiteren diagnostischen Schritte verbauen. So entstehen unter Umständen sogar Fehldiagnosen.

Die Notaufnahme der Kölner Nervenklinik am Samstagabend: ein Tummelplatz. Ungeduldiges Warten der Patienten aller Altersgruppen. Als Arzt vom Dienst fällt mir eine Gruppe von Türken auf, die mit gedämpften, jedoch eindringlichen und besorgten Stimmen auf einen etwa achtzehnjährigen Jungen mit dichtem schwarzem Haar einreden. »Wer ist der Kranke?«, frage ich die Gruppe, und der Junge wendet das Gesicht zu mir. Geschwollene Lippen, zahlreiche Blessuren an den Wangen und ein blaues Auge. »Aha – wieder eine der üblichen Raufereien«, stelle ich fest. Wie so oft an den Wochenenden. Drei Erwachsene stützen den Jungen, der sich nur mühsam in die Notaufnahme schleppen kann. Sein Vater, in höchstem Maße erregt, beteuert: »Ich habe schon so oft gesagt, er soll sich nicht prügeln.« Wild gestikulierend bestätigen, abwechselnd auf Türkisch und Deutsch, die Onkel des Jungen die Äußerungen ihres Bruders. Eingeschüchtert und schweigend hockt der Patient in einer Ecke des Untersuchungszimmers. Ein Häufchen Unglück. Kurzerhand unterbreche ich das Palaver, untersuche die Verletzungen am Kopf und frage: »Tut es sehr weh? Was ist passiert?« Verblüfft höre ich in bestem Kölsch: »Ich han äver net aanjefange.« (Ich habe aber nicht angefangen.) Der Vater nähert sich, mein Patient hebt die Arme zum Schutz vors Gesicht, offenbar in Erwartung von Schlägen. Der linke Arm sackt bei dieser Abwehrbewegung herab, und ich unterbreche den Spuk: »Schluss – aus – alle draußen warten!«

Der Junge hat eine Lähmung im linken Arm und im linken Bein, die jetzt auch die Unterstützung vom Vater und den beiden Onkeln beim Betreten der Ambulanz erklärt. Noch einmal wiederholt der Verletzte: »Herr Doktor, ich han wirklich net aanjefange.« – »Junge, ich glaub' dir das«, erwidere ich. Zur Ursache der Kopfverletzungen schweigt er aus Furcht.

»Wir müssen schnell handeln. Der Junge hat wahrscheinlich eine Blutung im Kopf«, erkläre ich der türkischen Familie. Nur schwer gelingt es, der Familie die diagnostischen Überlegungen zu erklären. Der Vater, mit angstvollen Augen, fleht mich an: »Doktor, ihr müsst den Jungen retten!« – »Sobald ich mehr weiß, bekommen Sie Nachricht«, sage ich und eile in den Angiografie-Raum, um mir ein Bild von den Hirngefäßen des Patienten zu machen. Die Gefäßdarstellung ergibt: Verletzungen der Hirngefäße mit einer großen Blutung im Schädel – und eine kleine Verletzung des Schädelknochens. Eine zweite Inspektion des Kopfes zeigt eine kleine Stichwunde, die uns durch sein dichtes Haar zunächst entgangen war. Die diffusen Schmerzen im gesamten Kopfbereich, seine Blessuren im Gesicht und sein Schweigen – aus Furcht vor Vater und Onkeln – hatten uns fehlgeleitet.

»Was ist genau passiert?«, frage ich den Raufbold, als er nach der Gefäßdarstellung aus der Narkose aufwacht. »Eener von denne hät mit'm Metz jestoche (Einer von denen hat mit einem Messer gestochen)«, bringe ich endlich aus ihm heraus. Um den Jungen vor dem Zorn seiner aufgebrachten und besorgten Angehörigen wegen seiner Verwicklung in eine Messerstecherei zu schützen, verschweige ich ihnen dieses Detail und teile nur die nötigsten Maßnahmen mit.

Die Neurochirurgen aus der Nachbarklinik operieren den Jungen sofort, entfernen die auf das Gehirn drückende große Blutung und verschließen die angestochene Arterie. Sorgenvolle Gesichter der bis in den späten Abend äußerlich geduldig wartenden türkischen Verwandten, von denen inzwischen noch mehr gekommen sind. Kleine Kinder spielen auf dem Boden, Rauchwölkchen steigen von den Männern auf. Sie warten in einer Ecke des Ambulanzflurs, nur gelegentlich stecken sie ihre Köpfe zusammen und flüstern. Ich schaue den Patriarchen der Familie an, mache eine kurze Kopfbewegung, und er kommt zu mir, nachdem er verdeckt seine Zigarette dem Nächsten überreicht hat. Ich bemerke: »Ich wusste gar nicht, dass Sie in einer solchen Situation Rauchopfer bringen?« Verblüffung, ein verständnisvolles Lächeln, dann mit einem Augenzwinkern: »Ich habe verstanden, im Krankenhaus nix rauchen!« – »Alles ist gut verlaufen, aber es war eine schlimme Geschichte«, sage ich. Er läuft sofort zurück zu den anderen und teilt ihnen die frohe Botschaft mit. Sie bilden nun einen kleinen Kreis, fassen sich an den Händen und murmeln, vermutlich ein Dankgebet. Still verlasse ich die Gruppe und wende mich dem nächsten Kranken zu.

Heute ist mir klar, dass ich die richtige Diagnose noch früher hätte stellen können. Hätte ich den Kopf des Jungen von vornherein sorgfältiger untersucht (sprich: betastet, berührt) und intensiver nachgefragt, wäre mit Sicherheit noch weniger kostbare Zeit verloren gegangen.

Aber ich habe aus meinem Versäumnis gelernt.

Carlo: *Meiner Meinung nach war das eine recht brisante Begegnung zwischen Arzt und Patient bzw. dessen Angehörigen. Schließlich hattest Du es hier mit einem ganz anderen kulturellen Background zu tun, und der Clan, der den Verletzten begleitete, hat auf diesen – und damit auf Dich – einen gewissen Stress ausgeübt.*

Walter: *Ja, das war damals wirklich nicht einfach. Aber ich möchte jetzt das Thema »Berühren« vertiefen.*

Ausgezeichnete Lehrmeister in Sachen Berührung
und Ertasten sind Blinde, weil sie mit den Händen Signale
senden und empfangen. Sie beherrschen diese Form
der Kommunikation in der Regel perfekt. Meine nach-
folgende Geschichte wird es beweisen.

Der blinde Tuaregführer

Der Vater meines Freundes Ahmed Z. aus Illizi/Algerien, ein vierundachtzigjähriger Führer der Tuareg, lebt vorwiegend bei seinen Kamelherden in der Wüste des Tassili. Vater Z., ehemaliger Algerienkämpfer gegen die Franzosen, ist schon sein Leben lang ein Nomade und ein großer Kenner der Wüste. Vor zehn Jahren wurde er von einer infektiösen Augenerkrankung befallen, der gefürchteten Trachominfektion. Als Folge erblindete der Targi.

Trotzdem fand er sich in der Wüste bestens zurecht. Zu Beginn des Jahres 2004 war zum Beispiel das Wasser für die Tiere knapp, und nur Vater Z. kannte eine Wasserstelle, die sonst keiner fand. Fünf Nächte hindurch führte der Blinde seine Herde zielsicher zu dieser Wasserstelle: Zwei seiner Söhne, die ihn begleiteten, beschrieben ihm ständig die Position zweier Leitsterne (in der Nähe der Plejaden) in der Relation zum Polarstern, und so konnte er die Richtung kontrollieren und korrigieren. Er hatte das gesamte Sternensystem, das die Tuareg zur Orientierung benötigen, im Kopf. »In der Nacht war der Blinde sehend«, sagte Ahmed.

Ich lernte Vater Z. auf einer meiner Sahara-Reisen kennen. Unter freiem Himmel in der Wüste verbrachte ich neben ihm mehrere Nächte. Still beobachtete ich ihn, wie er jeden Morgen um fünf Uhr sein Gebet gegen Mekka richtete. Da kam mir der Gedanke, ob man diesem blinden Targi nicht vielleicht durch eine Hornhauttransplantation helfen könnte.

Am abendlichen Feuer teilte ich meine Idee zunächst seinem Sohn, meinem Freund, allein mit. Er sprach dann mit weiteren Familienmitgliedern, und ich wurde Zeuge einer temperamentvollen Debatte. In ihrer Tuaregsprache prallten die Meinungen heftig aufeinander. Später erfuhr ich durch Ahmed einige Argumente der Brüder: »Papa ist zu alt, hat eine solche Reise noch nie gemacht, wer weiß, was ›les Allemands‹, die Deutschen, mit ihm machen, wie viele Kamele müssen wir dafür verkaufen?« – wahrscheinlich waren es noch viele mehr. Dann informierte Ahmed als ältester Sohn den Vater. Er werde darüber nachdenken, erfuhr ich.

Eines Abends hörte ich ein leises Wimmern. Es war die achtjährige Jadah, meine kleine Freundin. Jadah hatte sich in den Finger geschnitten. Schnell holte ich meinen Medizinbeutel, versorgte die Wunde und klebte ein knallrotes Pflaster darauf. Jadah strahlte und zeigte jedem ihre neue »Errungenschaft«, so auch ihrem blinden Großvater. Dieser nahm ihr Gesicht in seine Hände, und beide sprachen leise miteinander. Jetzt war ich an der Reihe. Er legte beide Hände auf mein Gesicht und übte kurz einen sanften Druck aus. Danach nahm er wieder seine Enkelin auf den Arm und flüsterte ihr etwas zu. Später nahm mich Jadah beiseite und raunte mir zu: »*Grandpa fait le voyage! Faites attention!*« (Opa macht die Reise, nehmt euch in Acht!) Ich erzählte Ahmed von dieser Begebenheit, und er erklärte mir: »Mein Vater berührt ein Gesicht und kann mit den Händen darin lesen. Früher suchte er Spuren mit den Augen, heute liest er mit den Händen.« Schade, dass wir Ärzte über solche Fähigkeiten kaum verfügen und auch in unserer Ausbildung nichts darüber erfahren haben!

Als ich wieder in Bonn war, führte ich zahlreiche Gespräche mit dem Chef der Augenabteilung des Johanniter-Krankenhauses, und dieser sah große Chancen einer Heilung des blinden Targi. Tatsächlich gelang es mir wenige Monate später mithilfe von Freunden, eine Reise für Ahmed und seinen blinden alten Vater zu organisieren. Die Operation war erfolgreich, und der erste Kommentar von Z. war, als man ihm den Augenverband abnahm und er seinen Sohn erblickte: »Ahmed, was bist du alt geworden!«

Inzwischen reitet der alte Tuaregführer wieder allein durch die Wüste und genießt – so Ahmed – die neue Freiheit und die Unabhängigkeit.

Carlo: *Du hast mich mit Deiner Erzählung von dem blinden Tuaregführer an ein Erlebnis mit meinem Onkel Karli aus München erinnert.*
Er hatte sein Augenlicht im Krieg verloren. In Russland war sein Vordermann auf eine Mine getreten, und Karli hatte die ganze Ladung Splitter abbekommen. Als ich ihn wieder einmal besuchte, schnappte ich mir den Onkel zu einem kleinen Ausflug in die Stadt. Er hängte sich bei mir ein und dirigierte mich durch die Straßen in Richtung Hofbräuhaus. Ich war erstaunt, wie gut er sich in München auskannte, mir alle Straßen nennen konnte, durch die wir gingen, und mich sogar auf Sehenswürdigkeiten aufmerksam machte, die nach seiner inneren Berechnung gerade in Sichtweite sein mussten. Als wir dann beim Bier saßen, überkam ihn die Schwermut. »Ach Carlo, wie gerne würde ich noch einmal wie früher in die Berge fahren und dort wandern oder klettern. Aber wie soll das gehen?« Ich hatte noch nicht geantwortet, da berührte er mein Gesicht und meinte: »Ich spüre deine Aufregung, lieber Neffe, aber darum kann ich dich doch nicht bitten. Du und dein blinder Onkel – ausgerechnet!« – »Ich habe

nächste Woche Semesterferien«, erwiderte ich bestimmt. »Wir beide fahren in die Dolomiten.«

Drei Tage später saßen wir im Zug nach Bozen und Meran. In Meran lebten die Töchter eines italienischen Generals, die mein Onkel kannte. Sie zeigten uns die wunderschöne Umgebung und vor allen Dingen die Dolomiten. Ab und zu berührte Onkel Karli mein Gesicht und meinte: »Ich bin so glücklich – und ich ›sehe‹, indem ich dein Gesicht berühre, Carlo, dass auch du glücklich bist.«

Als wir nach München zurückkehrten, erzählte er seiner Familie und seinen Freunden, was er alles »gesehen« und erlebt hatte.

Viel später erst habe ich das Leid, blind zu sein, richtig verstehen gelernt – nämlich als ich selbst immer schlechter sehen konnte. Für mich ist es bis jetzt immer ein Geheimnis geblieben, wie Onkel Karli durch die Berührung meines Gesichts meine Gedanken »lesen« und meine Empfindungen »erkennen« konnte.

Walter: Über Tasten und Berühren müssen wir uns noch genauer austauschen.

Auch wenn die »Kunst des Tastens« heute weit in den Hintergrund allen ärztlichen Handelns gerückt ist: Tasten ist bedeutsam und wird immer seine Bedeutung behalten; Technologie wird Tasten niemals ersetzen oder sogar verdrängen können. Das hoffe ich mit den Geschichten deutlich gemacht zu haben. Sie sollen für alle im Heilberuf tätigen Menschen hilfreich sein, hilfreich dahin gehend, dass sie diese Kunst niemals unterschätzen. Eine ganz neue Bewegung bei der Früherkennung des Mammakarzinoms (Brustkrebs) gibt es zum Beispiel an der Essener Universitätsklinik. Dort lernen blinde Frauen, Brustkrebs-

Tastuntersuchungen durchzuführen. Sie sollen durch ihren besseren Tastsinn niedergelassene Frauenärzte bei ihrer Arbeit unterstützen.

Nun zur »Kunst des Berührens«: Das ist ein schwieriges Feld, aber deshalb umso spannender. Ich glaube in den letzten Jahren viel dazugelernt zu haben. Das Berühren hat zum Beispiel bei den Medizinmännern der Indianer, die ich in Südamerika kennengelernt habe, eine besondere Bedeutung. Ich glaube, dass es auch bei den westlich ausgebildeten Ärzten besonders Befähigte gibt, die bereits durch die Berührung eines Patienten in der Lage sind, helfend und heilend zu wirken.

Meine Reisen in die Sahara und vor allem Projektbesuche mit den Salesianern – in Indien, der Mongolei und in Mittel- und Südamerika – haben meine Sicht auf viele Dinge verändert und mir neue Einsichten auf dem Gebiet »Medizin und Berühren« beschert.

Vielleicht kann ich diese mit einer Begegnung in Brasilien am besten erklären.

Das Bororo-Mädchen in Mato Grosso

Vor rund dreißig Jahren drohte der Stamm der Bororos auszusterben. Ihr Lebensraum im Süden von Mato Grosso in Brasilien war durch weiße Siedler so stark eingeengt worden, dass sie beschlossen hatten, keine Kinder mehr zu bekommen. Der Salesianerpater Rudolf Lunkenbein hatte sich für diesen Stamm bei der brasilianischen Regierung eingesetzt und damit die Territorien für die Urbevölkerung gesichert. Ein weißer Siedler ermordete 1976 den Pater. Sein Opfer hat im Stamm der Bororos eine Bewegung ausgelöst, die mit dem Motto »Wir wollen überleben!« am besten beschrieben ist.

Diesen Stamm haben der Salesianerpater Karl Örder und ich im Juni 2006 im Rahmen einer Forschungsreise besucht.

»Bitte kommen Sie zu einem kranken Mädchen, das eine schwere Verbrennung im Gesicht erlitten hat!« Der Häuptling der Bororos und einer der Patres, der seit Jahrzehnten unter den Bororos lebt, waren sehr besorgt. »Sie isst und trinkt kaum, redet mit niemandem, auch nicht mit den Eltern. Wir sind alle ratlos.« Das vierzehnjährige Mädchen hatte sich einige Tage zuvor beim Kochen mit heißem Öl eine schwere Verbrennung des ganzen Gesichts, das stark geschwollen wirkte, und des Halses zugezogen. Sie sah sehr mitgenommen aus, nahm keinerlei Anteil an ihrer Umgebung und starrte unablässig auf einen imaginären Punkt an der Decke. Langsam näherte ich mich ihr, mit einer Pinzette hob ich vorsichtig eine lose anhaftende Kruste an der Stirn ab. Darunter verbarg sich die regenerierende, frische Haut, die ich dann behutsam berührte. Nach einer Weile löste sich die Starre des Mädchens, und sie schaute mich mürrisch und misstrauisch an. »Was will der?«, fragte sie ihre Eltern und den deutschen Pater, der mir die Frage übersetzte. Als sie erfuhr, dass der ›médico alemán‹, der deutsche Arzt, ihr helfen wollte, nahm sie schließlich die Tablette gegen die Entzündung, die ich ihr gegeben hatte; auf einige Stellen legte ich eine spezielle Wundgaze und beruhigte alle mit den Worten, dass sich die Haut sehr gut erholen werde.

Am nächsten Morgen besuchte ich meine junge Patientin, berührte wieder ihr Gesicht und erklärte ihr und den Eltern, dass sie bald wieder genauso hübsch wie vor dem Unfall sein würde. Zum ersten Mal seit diesem Ereignis lächelte sie. Dann führte sie meine Hand erneut an ihre Stirn. Dieses »Ritual« der Berührung schien ihr zu gefallen, und wir wiederholten es noch zwei Tage lang.

Später hatte ich ein langes Gespräch mit dem Häuptling

des Stammes, das der Salesianerpater übersetzte. So erfuhr ich, dass das Berühren auch zur Heilkunst der Medizinmänner der Bororos gehört. Die Bororos haben meine kleine Hilfsaktion dankbar aufgenommen. Überrascht waren sie über die »Fähigkeit« meiner Hände, »zu heilen« (»zu helfen« wäre wohl zutreffender gewesen).

Dann verabschiedeten wir uns von unseren Gastgebern und der Patientin. Ihr Lächeln zum Abschied war ein schönes Zeichen des Dankes.

Der Chef des Clans im Südsudan

Eine aufgeregte Stimme am Telefon der Notaufnahme unseres Krankenhauses fragte: »Können Sie einen Landsmann aus dem Südsudan schnell aufnehmen, er ist seit zwei Tagen hier in Deutschland, und schon mehrere Krankenhäuser haben trotz der Intervention unserer Botschaft die Aufnahme verweigert mit der Begründung, es könne sich um eine gefährliche, hoch infektiöse Krankheit handeln, für die sie nicht zuständig seien.« Unser Krankenhaus hatte durch die zahlreichen Botschaften in unserer Stadt Erfahrungen mit Patienten aus tropischen Ländern, und wir waren bereit, den kranken Sudanesen aufzunehmen.

Der etwa siebzigjährige dunkelhäutige Mann schleppte sich, gestützt von zwei ebenfalls dunkelhäutigen jungen Männern, in mein Sprechzimmer. Einer der beiden, Dolmetscher bei der sudanesischen Botschaft und offenbar ein entfernter Verwandter des Kranken, schilderte dessen Leidensweg und berichtete, dass viele Menschen in der Heimat alle Hoffnung auf die deutsche Medizin gesetzt hätten. »Dieser weise alte Mann ist unser Clanchef – das Oberhaupt unserer Großfamilie. Er ist für uns so wichtig, weil sein Weitblick und sein Mut den ganzen Clan immer geschützt haben. Er muss wieder gesund werden!« Der alte Mann zitterte vor Angst am ganzen Körper und konnte sich nicht entspannt auf die Liege legen. Unruhig drehte er sich hin und her.

Die Untersuchung gestaltete sich äußerst schwierig, doch schließlich gelang es den Begleitern und mir, den Patienten aus Afrika zu beruhigen, für den das Sprechzimmer eines deutschen Arztes sicher eine bedrohliche fremde Welt darstellte. Ich betrachtete sein Gesicht genau und entdeckte etwas hellere Flecken auf seiner Stirn. Ich berührte diese leichten Verfärbungen. Der Kranke wurde zusehends ruhiger, drückte seine kräftige Hand auf meine und unterstützte damit meinen sanften Druck auf seine Stirn. Unter meinen Fingern fühlte ich eine eigenartige Konsistenz der Haut, und nach einiger Zeit war mir klar, dass es sich um eine – wahrscheinlich begleitende – Hauterkrankung handelte. Ich hatte einen schlimmen Verdacht!

Zur Klärung bat ich einen niedergelassenen Kollegen in unser Krankenhaus. Seit mehreren Jahren arbeiteten wir mit Dr. Claus Lange, einem Dermatologen, sehr kollegial zusammen, und er kam am Abend sofort zu einem Konsiliarbesuch. Auch er betrachtete eingehend die Gesichtshaut, Hände und Arme des Patienten, und nach einer kurzen Berührung der Stirn wandte er sich an uns: »Die Diagnose ist klar. Ihr Patient hat Lepra.« Einige junge Mitarbeiter, die eben noch interessiert um den Kranken herum gestanden hatten, traten eilig einige Schritte zurück. Wir machten einen Abstrich von seiner Nasenschleimhaut und strichen das Sekret auf einem Objektträger aus. Im Mikroskop leuchteten uns säurefeste Stäbchen in hellem Rot entgegen. Die Diagnose stand fest: Lepra – und zwar die lepromatöse (bösartige und ansteckende) Form.

Leprakranke im Frühstadium können geheilt werden, wenn sie, wie unser Patient, die Gelegenheit haben, sich der erforderlichen Antibiotikatherapie zu unterziehen. Wir konnten den Sudanesen in unserem Haus erfolgreich mit einer auf ihn abgestimmten modernen Kombinationstherapie behandeln. Er blieb noch zwei Monate bei Freunden aus der Botschaft in Bonn, währenddessen wurde die Therapie fortgesetzt; danach kehrte er in seine Heimat zurück. Die Therapie hatte gut angeschlagen, und nach einem halben Jahr erfuhren wir über die Botschaft, dass er regelmäßig zu Kontrollen nach Khartum gereist sei.

Seine Bitte, ihn im Südsudan zu besuchen, musste ich verschieben. Aber dieser Besuch steht seit damals ganz oben auf meinem Reiseprogramm.

Anmerkung:
Aufgrund der Behandlungsmöglichkeiten mit Antibiotika hat Lepra viel von ihrem Schrecken verloren. In Ländern mit gut entwickelter Gesundheitsversorgung ist sie nahezu ausgerottet, doch in zahlreichen Entwicklungsländern, in denen die Medikamente fehlen, ist die Krankheit immer noch ein ernstes Problem. Für die Übertragung bzw. Infektion mit dem Erreger bedarf es eines langfristigen Kontakts mit einem Infizierten.

Früher wurden die Kranken isoliert (man nannte sie »Aussätzige«), und die schreckliche Verstümmelung und Verkrüpplung führten zu einer Stigmatisierung der Lepra. Der beeindruckende Film »Ben Hur« von William Wyler aus dem Jahr 1959 zeigte die Bilder der grausam verunstalteten Menschen in der Abgeschiedenheit der Wüste.

Heute wird Lepra auch nach ihrem norwegischen Entdecker Gerhard H. A. Hansen als Hansen-Krankheit bezeichnet, weil in vielen Ländern das Wort »Lepra« Brandmarkung und Ausgrenzung für die Kranken bedeutet. Auch findet durch intensive Aufklärung eine weitgehende Entstigmatisierung statt, und Lepra wird wie eine normale, heilbare Infektionskrankheit angesehen.

Brücke ohne Wiederkehr

Auf einer Reise nach Kolumbien begleitete ich den Bischof von Rotterdam, Adrianus van Luyn, und Pater Karl Örder, beide Angehörige der Salesianer. Die Reise führte uns unter anderem nach Agua de Dios im Tiefland von Kolumbien, ein Gebiet, in dem auch heute noch viele Leprakranke leben. Hier hatten wir die Gelegenheit, eines der größten Leprazentren Kolumbiens zu besuchen: In einer weitläufigen Grünanlage befinden sich zahlreiche kleinere und größere Wohneinheiten, in denen sich Leprakranke ähnlich wie in einer betreuten Wohngemeinschaft eingerichtet haben. Eine große Krankenstation, in der damals zwanzig Personen behandelt wurden, gehört ebenfalls zu diesem Zentrum.

In Begleitung des leitenden Krankenpflegers betrat ich einen der Säle dieser Station. Nie zuvor hatte ich so viele erschreckend entstellte, an Lepra erkrankte Menschen gesehen. Viele von ihnen waren ans Bett oder an den Rollstuhl gefesselt, einige hatten hochgradige Sehstörungen oder waren blind. Die hilflos erscheinenden Gesten, wenn diese Kranken ihre Armstummel dem Besucher entgegenstreckten, die fehlenden unteren Gliedmaßen und besonders die verunstalteten Gesichter lösten in mir eine tiefe Erschütterung aus. Erinnerungen an Beschreibungen von Kriegslazaretten aus Büchern wie »Krieg und Frieden« oder »Vom Winde verweht« und Bilder aus Kriegsfilmen tauchten auf. Die Hoffnungslosigkeit und das Gefühl, in solch einem entstellten Körper gefangen zu sein, sind auch für einen Arzt kaum nachzuvollziehen. Meine Betroffenheit versuchte ich mit einem freudigen »Buenas tardes, señores!« zu überspielen. Das Echo war schwach, denn zahlreiche Patienten verfügten nur über eine krächzende, kaum verständliche Stimme.

Der Pfleger führte mich von Bett zu Bett und stellte mich

als »*médico alemán*« vor. Ein abgemagerter etwa siebzigjähriger Mann streckte mir seine Armstummel entgegen und murmelte einige Begrüßungsworte. Ich berührte eine Zeit lang seine verstümmelte rechte Hand und streichelte seinen Arm, eine kleine Geste der Zuwendung. Plötzlich fiel ihm die Zigarette, die er mühsam zwischen zwei Reststummeln von linkem Zeigefinger und Daumen eingeklemmt hielt, zu Boden. Schnell hob ich die Zigarette auf, drückte sie aus und zündete eine neue filterlose Zigarette an. Ich machte zwei Züge, obwohl ich passionierter Nichtraucher bin, und fing fürchterlich zu husten an. Dann steckte ich dem Patienten die frisch angezündete Zigarette zwischen die beiden Stummel am Ende des linken Armes. Er bedankte sich und fügte mit einer überraschend kräftigen Stimme hinzu: »*El médico no tiene miedo!*« (Der Arzt hat keine Angst!) Daraufhin ging ein Raunen durch den Saal, und ich hielt eine kleine Begrüßungsrede, die unser begleitender Pater ins Spanische übersetzte.

Ich fragte zum Schluss, ob ich für unsere Studenten und jungen Ärzte Fotos machen dürfe, um diesen die Situation der Menschen vor Augen zu führen, die an dieser schrecklichen Krankheit litten. Ich registrierte dankbar ein beifälliges Nicken. Auf diese Weise entstand eine Dokumentation, die später in Vorträgen bei jungen Medizinern große Anteilnahme hervorrief. Die Dokumentation half auch, Lepra in das rechte Licht zu rücken, denn mit dem »Aussatz« früherer Zeiten hat das Leiden heute nichts mehr zu tun!

Tatsächlich war Agua de Dios früher ein isoliertes großes Gebiet, das nur über einen Fluss und eine Brücke, die sogenannte Seufzerbrücke, zu erreichen war. Die Oberin des Schwesternordens, der das Leprazentrum betreut, erzählte mir, dass sich in früheren Zeiten an dieser Brücke bewegende Szenen abspielten: Jenseits der Brücke, die streng bewacht wurde, mussten die Angehörigen und Freunde der Kranken zurückbleiben. Nach dem Abschied überquerten die Leprakranken die Brücke, drehten sich am Ende noch einmal um und winkten ein letztes Mal. Alle wussten: Für den Leprakranken wird es niemals mehr einen Weg zurück geben. Deshalb wurde diese Brücke »Puente de los suspiros« (Seufzerbrücke) oder auch »Brücke ohne Wiederkehr« genannt.

Anmerkung:
Der Orden der »Töchter von den Heiligsten Herzen« betreut nicht nur das Leprazentrum in Agua de Dios, sondern ist noch in zwölf weiteren Ländern tätig, z. B. in Ecuador, Venezuela, der Dominikanischen Republik, in Brasilien, Mexiko und seit Kurzem auch in Peru. Er ging damals aus der Mission der Salesianer von Don Bosco hervor. Eine Gruppe junger Frauen wollte ihr Leben Gott weihen. Sie hatten aber nicht die Möglichkeit dazu, da sie selbst oder einer ihrer Angehörigen an Lepra erkrankt waren. Der junge Priester Luigi Variara (1875–1923) gründete daraufhin 1905 das neue Ordensinstitut mit sechs Schwestern, die entweder selbst an Lepra erkrankt waren oder leprakranke Angehörige hatten. Die ersten dreißig Jahre widmete sich der Orden vor allem der Erziehung und der Förderung kranker Kinder oder der Kinder von leprakranken Eltern. Auch heute treten noch ehemalige Leprakranke in den Orden ein, um zu helfen.

Der leprakranke Journalist in Ananindeua

»Selten ist mir ein Schicksal so nahegegangen wie das des leprakranken Journalisten aus dem Leprazentrum im brasilianischen Ananindeua«, erzählte mir der Salesianerpater Örder.

Dieser Journalist war eine geschätzte Persönlichkeit in der ganzen Stadt gewesen. Sogar Papst Johannes Paul II. hatte ihn in seinem Haus im Zuge einer Reise durch Brasilien besucht und ein langes Gespräch mit ihm geführt. Er lebte mit seiner ebenfalls leprakranken Frau in einem der kleinen einstöckigen Häuser, die zu dem Zentrum gehören.

Als Pater Örder ihn aufsuchte – »Sie müssen unbedingt noch zu Adalutio, er erwartet Sie!« –, saß der Leprakranke auf einem kleinen Holzhocker in seinem Zimmer. Er war damals etwa fünfzig Jahre alt. Seine beiden Beine waren bis zu den Knien amputiert. Auch der linke Arm fehlte, während am rechten Armstumpf eine Prothese befestigt war, an deren Ende sich ein Holzpin befand. Vor ihm auf dem Boden stand eine uralte Schreibmaschine, auf der er seine Texte tippte. Um ihn herum lagen verstreut zahlreiche Zeitungen und Zeitschriften, ebenso eine Reihe von aufgeschlagenen Büchern. »Ich war früher einmal ein angesehener Journalist«, erzählte Adalutio, »dann aber habe ich die weißen Flecken auf meiner Haut bemerkt! Als die Krankheit weiter fortschritt, musste ich mich von der Gesellschaft zurückziehen, denn mein Anblick erzeugte bei vielen Menschen Angst und Abscheu. Viele hatten einfach Angst vor der Ansteckung. Meinen Glauben an Gott habe ich trotzdem nicht verloren, ich akzeptiere mein Schicksal.«

Adalutio war ein sehr belesener Mann, der über die Geschehnisse in der Welt Bescheid wusste. Auffallend war seine fast ansteckende Fröhlichkeit, er erzählte zwischendurch immer wieder kleine lustige Begebenheiten aus seinem Alltag. Nach etwa einer Stunde musste sich Pater Örder verabschieden und fragte Adalutio, ob er ihm eine Botschaft für die Jugend in Deutschland mitgeben könne? Adalutio sah ihn an, lächelte und sagte: »Bestellen Sie allen einen schönen Gruß und sagen Sie ihnen: Das Leben kann wunderbar sein!«

Im Frühjahr 2008 besuchten Pater Örder und ich auf einer gemeinsamen Reise ins Amazonasgebiet diese Leprastation. Ein Arzt, der den leprakranken Journalisten gut gekannt

148

hatte, begleitete uns und berichtete, dass er vor Jahren gestorben sei. Ein großes eingerahmtes Foto zeigte Adalutio im Rollstuhl, es demonstrierte das ganze Elend seiner Krankheit.

Siebzig Kranke werden heute noch in diesem Zentrum, welches in einem parkähnlichen Gelände liegt, liebevoll und professionell versorgt. Für mich als Arzt war es spannend zu erleben, wie diese Leprakranken, ähnlich wie in dem Zentrum in Agua de Dios, auf einen Fremden reagierten. Als ich die Kranken bei meiner Begrüßung berührte, sah ich ein Lächeln auf ihren Gesichtern – und der Bann war gebrochen. Ich habe meine Hände auf ihrer Stirn, auch auf ihren Armen, Händen und Beinen länger ruhen lassen. Nicht als Therapeut, sondern als jemand, der Verbundenheit mit diesen Kranken ausdrücken will. Sie erzählten mir von ihrem Schicksal, und auch ich musste berichten, was ich in dem fernen Deutschland mache und warum ich gerade diese Einrichtung aufsuchte. Die Leiterin und Pater Örder fungierten als Dolmetscher, und ich beobachtete, dass auch die Leiterin keine Scheu hatte, den einen oder anderen Kranken in den Arm zu nehmen. Solche Gesten sind für diese Patienten enorm wichtig!

Beim Abschied sagte sie zu mir: »Der Geist, Mut und Glaube von Adalutio ist hier auch noch heute zu spüren.«

Checkliste

TASTEN UND BERÜHREN –
Untersucht mich der Arzt mit den Händen?

1. Begrüßt und verabschiedet mich mein Arzt mit einem mir angenehmen Handschlag?

2. Untersucht er mich mit seinen Händen – und nicht nur an Stellen an meinem Körper, auf die ich ihn hinweise?

3. Berührt er mich, wenn es mir wirklich schlecht geht und Worte allein nicht helfen?

4. Sind seine Hände angenehm und seine Berührungen vertrauenerweckend?

Ich kann Kranke durch Worte heilen.
ANTIPHON AUS ATHEN

Der fünfte Wegweiser: Gespräche

»Erst das Wort, dann die Medizin, dann das Messer«,
heißt es schon bei Hippokrates. Es steht also seit der
Antike fest, dass das Gespräch das wirkungsvollste
Instrument eines Arztes ist und an erster Stelle steht.
Gespräche bringen sehr häufig erste Hinweise für
eine Diagnose und sind besonders geeignet, die
Selbstheilungskräfte des Patienten zu mobilisieren.
Zwei Dinge sind dabei zu beachten:

1. Der Arzt als derjenige, der das Gespräch leitet,
   sollte sich daran erinnern, dass er zwar einen
   Mund, aber noch mehr Ohren hat.

2. Gespräche sollen hauptsächlich dazu dienen,
   Angst zu nehmen und Hoffnung zu geben.

Während Fragen und Zuhören eher für die Anamnese
eine Rolle spielen und sich auf die Vorgeschichte
der Krankheit beziehen, drehen sich die Gespräche
hauptsächlich um das Krankheitsbild selbst und um
die Therapie.
Der Arzt sollte dem Patienten auch Gelegenheit
geben, über sein privates Umfeld und über Probleme

zu berichten, die nicht unmittelbar zum Krankheitsbild gehören – selbst wenn das Gespräch dann
vorübergehend zu einem Monolog wird. Dies
verschafft dem Patienten Erleichterung, und dem
Arzt gibt es wichtige Hinweise über ein vielleicht
krank machendes Umfeld. Dieser wiederum kann mit
Worten trösten. Gespräche rauben dem Arzt keine
Zeit, im Gegenteil, sie sind ein wesentlicher Teil
seiner Leistung, da sie schneller zur richtigen
Diagnose führen und damit den Heilungsprozess
beschleunigen.

Carlo: *Lieber Walter, nun folgt mein Monolog.*
Ich bin Dir sehr dankbar, dass Du nicht früher darauf
gedrängt hast, mehr über mein körperliches und
seelisches Befinden zu erfahren. Ich hätte da nicht mit-
gemacht. Ich wollte Dir als alter Freund und Gesprächs-
partner begegnen. Nicht als Patient.
Ich habe Dir bereits angedeutet, dass ich körperlich
»weniger« geworden bin. Aber lass mich einigermaßen
chronologisch vorgehen. Von meinem Herzinfarkt und
den lebensgefährlichen Komplikationen bei den nach-
folgenden Behandlungen in den USA habe ich Dir
schon berichtet. Danach war ich nicht mehr derselbe.
Dank der Hilfe des indianischen Medizinmanns habe
ich überlebt, hatte jedoch ständig Angst vor einem
weiteren Infarkt und war dauernd auf Medikamente
angewiesen. Ich bin früher immer durch die Welt gereist,

*wie Du Dich erinnern wirst, war aber nach diesem
Vorfall physisch und psychisch wie angenagelt. Zu
allem Unglück erkrankte ich an Diabetes, und schließlich
musste mein linkes Bein amputiert werden; ich konnte
immer schlechter sehen und landete nach einem Schlaganfall im Rollstuhl. Medizinisch ist meine Lage also eine
Katastrophe. Trotzdem: Nach heftigem inneren Kampf
betrachte ich den Rollstuhl nun als Chance, zumal ich
in Maria-Carmen eine wundervolle und kluge Frau
habe.
Ich freue mich über ihre große Familie und deren Zuwendung.*

*Walter: Du bist damals auf meinen Vorschlag, Dich
persönlich zu sehen und zu untersuchen, nicht eingegangen. Ich wollte Dich zum einen nicht drängen, zum
anderen hatte und habe ich das Gefühl, dass Du weder
Hilfe suchst, noch dass Du sie brauchst. Besonders
der letzte Absatz Deiner Mail bestätigt das.
Und nun die ersten Geschichten, die ich zum Thema
»Gespräche« zusammengestellt habe.*

Silent language

Der Rhein, mein Heimatfluss, spielt seit meiner Kindheit für
mich eine große Rolle. Selbst als Erwachsener habe ich mich
manchmal aus dem nahe gelegenen Krankenhaus dorthin
geflüchtet, wenn ich ungestört über ein Problem nachdenken
wollte.

Eines Tages sah ich aus der Ferne auf der Bank am Ufer,
zu der ich immer Zuflucht nahm, einen Mann mit einem
kleinen Jungen sitzen. Ich ging auf sie zu. »Kann ich mich
dazusetzen?« Erstaunt und halb belustigt schaute der Mann

auf, und ich sah in ein dunkles, wettergegerbtes Gesicht mit wachsamen Augen und einem buschigen schwarzen Schnurrbart. Seine großen, von Arbeit faltigen Hände beeindruckten mich. »Warum fragen Sie, es ist doch genug Platz!« Daraufhin verharrte ich schweigend neben den beiden und hing meinen Gedanken nach. Plötzlich zeigte der Kleine zum Himmel, dabei stieß er erst den Vater mit dem Ellenbogen an und dann mich. Wir folgten seiner Blickrichtung, doch wir sahen nichts. Mit großen dunklen Augen betrachtete mich der Junge. Ich konnte eine gewisse Enttäuschung auf seinem Gesicht erkennen.

Weiterhin herrschte Schweigen auf der Bank. Das Tuckern der Schiffe, das Plätschern der Wellen am Ufer, die tanzenden Lichtreflexe der Sonne, dann plötzlich ein fernes, girrendes Geräusch in der Luft, das ständig lauter wurde, dann helle Schreie – eine wunderbare große Formation von Zugvögeln. Der türkische Vater wandte sich an mich: »Mein Sohn sagt, die fliegen in die Heimat. Warum können wir nicht mitfliegen?« Ich war zunächst verblüfft und antwortete: »Ihr Sohn hat doch gar nicht gesprochen!« Der Vater führte seine Hände an den Mund und sagte: »Er kann nicht sprechen.« Dann legte er die Hände an die Ohren: »Er kann auch nicht hören. Aber ich verstehe ihn!« Sprache ohne Worte, dachte ich bei mir.

Minutenlang blickten Vater und Sohn dem Vogelflug nach, traurig und sehnsuchtsvoll. Der Junge verhielt sich vollkommen still, beobachtete aber mit lebhaften und aufmerksamen Blicken den Zug der langsam nach Süden entschwindenden Wildgänse. Er hatte große schwarze Kinderaugen unter wunderbar langen und dichten Wimpern. »Mein Sohn kann zwar nicht sprechen, aber alles mit seinem Gesichtsausdruck, seinen Augen und seinen Händen sagen.« Ich wurde hellhörig: »Waren Sie mit ihm deshalb beim Arzt? Erst eine Untersuchung kann zeigen, ob die Stummheit Ihres Sohnes organische Ursachen hat oder ob er nur wegen seiner Taubheit nicht sprechen gelernt hat. Dass er sich ohne Worte verständigen kann, deutet darauf hin.« Sprache ohne Worte. »Wenn Sie mich als Arzt fragen wollen, rufen Sie mich an. Ihr Sohn muss in die Hände eines erfahrenen Spezialisten, am besten in einer Universitätsklinik«, sagte ich dem Vater.

Gleich am nächsten Tag rief er an, und ich vermittelte ihn an einen Spezialisten weiter. »Berichten Sie mir gelegentlich, was aus dem Jungen geworden ist, es würde mich interessieren.« – »Wenn wir in richtigen Worten miteinander reden könnten, wäre sein Heimweh sicher nicht so groß«, sagte der Vater leise und melancholisch.

Kurze Zeit darauf rief mich der Kollege, ein Hals-Nasen-Ohren-Arzt, aus der Universitätsklinik an: »Sie haben dem kleinen türkischen Jungen einen großen Dienst erwiesen. Sie lagen richtig. Die Ursache für die Stummheit ist der Verlust des Gehörs aufgrund eines chronischen Mittelohrprozesses. Das können wir behandeln!« Damit war die Geschichte für mich eigentlich abgeschlossen.

Monate später erhielt ich einen Brief von der türkischen Ägäisküste mit einem Foto: »Ich weiß nicht, ob Sie sich an unser Gespräch am Rheinufer erinnern können. Mein Sohn machte uns auf die Zugvögel aufmerksam. In der Nähe von unserem Dorf hier in der Türkei gibt es einen großen Rastplatz, wo sich die Zugvögel vor ihrem Weiterflug ausruhen. Den haben wir beide besucht und die Vögel beobachtet, jetzt konnte der Junge sogar seine Freude in Worte fassen. Mein Traum ist in Erfüllung gegangen. Mein Sohn spricht und freut sich auf die Rückkehr nach Deutschland.«

Ein verletztes Herz

»Bitte nehmen Sie S. gleich auf, er ist jetzt bereit, ins Krankenhaus zu gehen. Sie müssen sich um Seele und Herz dieses Patienten kümmern.« An einem nasskalten Novembermorgen erreichte uns dieser Hilferuf eines Hausarztes. Der erfahrene Internist, mit dem wir im Johanniter-Krankenhaus Bonn immer gut zusammenarbeiteten, hätte mit medizinischen Fachbegriffen das Kernproblem nicht besser beschreiben können.

Der Patient hatte die Schmerzen im Oberbauch auf ein lange bekanntes Magenleiden bezogen und seit mehreren Tagen versucht, seine Beschwerden mit Hausmitteln zu bekämpfen. Ins Krankenhaus hatte er auf keinen Fall gehen wollen. Er sei Journalist und momentan beruflich sehr gefordert, gab er als Grund an. In der Nacht zuvor hatte sich die Lage zugespitzt, die Schmerzen und die Beklemmung waren unerträglich geworden, sodass er den Hausarzt erneut aufsuchte: »Herr Doktor, Sie hatten recht, ich muss wohl doch ins Krankenhaus!«

Nach einer kurzen Untersuchung in unserer Notaufnahme stand die Diagnose für unseren Patienten fest: ausgedehnter Herzinfarkt mit beginnendem kardiogenem (vom Herzen ausgehendem) Schock. Sofort verlegten wir den Kranken auf die Intensivstation. Kurzzeitlyse (die Auflösung von Thromben – Blutpfropfen – in verschlossenen Herzkranzgefäßen) sowie Schock- und Schmerzbekämpfungsmaßnahmen wendeten die lebensbedrohliche Situation ab.

Während dieser ersten Tage auf unserer Intensivstation fiel den Schwestern und Pflegern eine Besonderheit auf: »Herr S. ist ungeheuer tapfer, aber wir glauben, dass er sich große Sorgen macht!« Erst nach mehreren Tagen begann sich der Zustand unseres »Sorgenkindes« zu stabilisieren, und wir konnten jetzt längere Gespräche mit ihm führen.

»Mir geht es viel besser, die Schmerzen im Bauch und der ›Schraubstock‹ in der Brust sind weg. Ich habe auch keine Angst mehr. Nur eines ist komisch, ich habe seit heute Morgen ein ›Reibeisen‹ hinter dem Brustbein. Aber damit kann ich leben.« Seine trockene Zustandsbeschreibung trug schnell zur Klärung dieses Problems bei. Wir hörten ihn ab und nahmen ein lautes, schabendes Geräusch hinter dem Brustbein wahr. Daraus war zu schließen: Es hatte sich eine Herzbeutelentzündung entwickelt, die aber außer neuen Schmerzen keine Komplikationen machte und gut zu behandeln war.

Am Abend vor der geplanten Verlegung auf die Normalstation führte ich ein längeres Gespräch mit dem Patienten, der, wie ich nun erfuhr, ein schweres Schicksal hinter sich hatte und nur selten darüber sprach. »Die Jahre im KZ haben mein Leben verändert, vor allem den Verlust meiner Verwandten und Freunde habe ich nie überwunden«, sagte er. Die Erlebnisse jener Zeit lagen nun Jahrzehnte zurück, aber in dem Gespräch war deutlich zu spüren, dass sie ihn bis heute verfolgten. »Noch heute tauchen immer wieder Bilder von den Holzbaracken in Auschwitz auf. Dann steigt Angst in mir hoch. Kann das mit ein Grund für meinen Herzinfarkt sein?« Ich habe ihm daraufhin erklärt, dass starke psychische Belastungen oder seelischer Schmerz unmittelbar auf das Herz einwirken können: »In Ihrem Fall haben wir uns alle sehr bemüht, nicht nur dem Infarkt Einhalt zu gebieten. Ganz wichtig war es uns auch, Sie von Ihrer Angst, die auch eine typische Begleiterscheinung des Infarkts ist, zu befreien.« Nach einer längeren Pause sagte S.: »Angst ist seit Auschwitz mein unsichtbarer Begleiter geworden. Ich versuche das herunterzuspielen und möglichst zu ignorieren, aber irgendwie ist die Zeit immer präsent. Ich bin hier aber so gut betreut worden, und Ihr Team hat sich so liebevoll um mich gekümmert, dass schon auf der Intensivstation die Angst plötzlich verschwunden war. Das war sehr wohltuend. Man spürt, dass die Leute hier nicht allein auf die Apparate fixiert sind, sondern auch das seelische Wohlbefinden der Patienten im Auge haben.«

In den nächsten Tagen haben wir dieses Thema noch einige Male berührt, und ich erläuterte unserem Patienten die weiteren Schritte: »Wir werden versuchen, Ihre Angst zu beeinflussen, und uns jetzt ganz auf ein besonderes Aufbautraining konzentrieren.«

Bald konnte S. regelmäßig Besuch empfangen und sich frei bewegen. Ein Auslandskorrespondent besuchte S. mehrmals im Krankenhaus und bedankte sich bei uns für die Betreuung seines Freundes: »Ich bin so froh. Oft habe ich mir Sorgen um ihn gemacht. Er scheint seinen Infarkt hier im Krankenhaus gut überwunden zu haben. Das lässt doch für die Zukunft sehr hoffen!«

Kurz vor seinem siebzigsten Geburtstag verließ unser Patient voller Zuversicht das Krankenhaus, um seiner Heimat Hamburg einen Besuch abzustatten. »Ich freue mich auf die Feier im Kreis meiner Familie!«, verriet er uns.

Nach einem längeren Erholungsaufenthalt in Bayern nahm S. seine journalistischen Aufgaben in Bonn wieder wahr. Mit den Berliner Kollegen und dem Hausarzt war ich übereingekommen, S. von Zeit zu Zeit mitzubetreuen. Denn immer wieder machte ihm sein Problem zu schaffen. Ich erinnere mich gut an einen Abend im Dezember 1985, als er mit folgendem Problem in meine Sprechstunde kam: »Mir ist in der vergangenen Nacht ein alter Jugendfreund im Traum begegnet. An Einzelheiten kann ich mich kaum erinnern, nur an seine mahnende Frage, ob ich auch meine Tabletten eingenommen hätte. Dann wachte ich schweißgebadet auf, hatte einen ganz unregelmäßigen Puls und eine seltsame Form von Furcht oder, besser gesagt, Unsicherheit.« Auf meine Frage, was er daraufhin getan habe, antwortete er: »Ich bin aufgestanden, ein paar Schritte in der Wohnung auf und ab gegangen, habe ein Glas Wasser getrunken, und dann fiel mir ein, dass ich vergessen hatte, meine Tabletten zu nehmen.« – »Wahrscheinlich haben Herzrhythmusstörungen Ihren Schlaf unterbrochen. Träume sind oft ein Zeichen für eine Abweichung von der Norm. Geräusche, Gerüche, Erschütterungen als äußere Einflüsse sowie innere Einflüsse, zum Beispiel Störungen des Herzens oder anderer Organe, sollten in Bezug auf ihre Auswirkungen auf die Seele nicht unterschätzt werden. In diesem Fall war das Herz Ihr Freund und Mahner und vielleicht sogar Ihr Retter. Denn Ihre Tabletten gegen diese bedrohlichen Störungen Ihres Herzschlags sind lebenswichtig. Ich bin sicher, dass Ihr Unterbewusstsein hier eine Schutzfunktion übernommen hat.«

S. und ich sind uns noch mehrfach begegnet und haben unsere Gespräche fortgesetzt. Er hatte noch manchmal in beruflichen Belastungssituationen Herzrhythmusstörungen. Wir waren beide sehr froh, dass er mit diesem oft etwas überraschend auftretenden Phänomen inzwischen gut umgehen konnte. »Nur eine halbe Tablette« war das Stichwort. Diese halbe Tablette war der so hilfreiche Betablocker.

Im Sommer 1989 verabschiedete sich S. von mir mit den Worten: »Seele und Herz sind eng miteinander verknüpft. Das habe ich dank der hilfreichen Gespräche mit Ihnen inzwischen gut verstanden.«

Feines Gehör

Ria Maternus war eine Institution in Bonn. In ihrem weit über die Bonner Stadtgrenzen hinaus als »das besondere Restaurant« bekannten Haus verkehrten Politiker und Diplomaten, Akademiker und Studenten, aber auch Bürger aus Bonn und Bad Godesberg. Bei Ria fühlte man sich gut aufgehoben. So haben meine Freunde und ich unser Staatsexamen im Haus Maternus mit Ria zusammen gefeiert, und als ich 1978 die Leitung der Inneren Abteilung des Johanniter-Krankenhauses übernahm, war sie eine der Ersten, die mich anrief und gratulierte. Der große Kreis ihrer Stammgäste und Freunde, wobei die Grenze nicht immer scharf zu ziehen war, war oft Gegenstand von Gesprächen: »Ich schicke euch jetzt Herrn X oder Frau Y ins Krankenhaus, um sie müsst ihr euch bitte sofort kümmern.« Eines Tages rief Ria mit sorgenvoller Stimme an: »Meinem Freund Eduard Ackermann geht es nicht gut, er muss wieder an den Augen operiert werden, und ich möchte, dass ihr ihn mitbetreut.« So lernte ich Dr. Ackermann kennen.

Eduard Ackermann lenkte bis 1994 den Informationsfluss zwischen dem damaligen Bundeskanzler Helmut Kohl und den Journalisten. Er hatte den Ruf, eine der bestinformierten Personen der Bundesrepublik zu sein. Im Kanzleramt nannte man ihn auch »Kohls Blitzableiter« und dessen »Frühwarnsystem«. Ich betreute ihn während einer Augenoperation und hatte immer wieder Gelegenheit, mit ihm über seine Arbeit, seine Verbindungen und seine Einschätzungen der vergangenen wie der aktuellen politischen Geschehnisse zu sprechen. In einem längeren Gespräch erklärte er, der von Geburt an stark sehbehindert war, mir einmal sehr genau, worauf man achten müsse, wenn man nicht so gut sieht bzw. im Gesicht des Gegenübers nicht lesen kann: »Das Vibrieren in der Stimme, die falsche Lautstärke, Unsicherheit, Erregung, Freude, Leid und Trauer – es gibt so vielfältige Reaktionen von Emotionen, die an der Stimme abhörbar sind. Ich höre genau hin, und damit sehe ich!« Diese Methode, die Dr. Ackermann auch in seinen Memoiren »Mit feinem Gehör. Vierzig Jahre in der Bonner Politik« (1994) beschrieb, hat mir in all den Jahren auch bei meiner Arbeit sehr geholfen.

2002 beendete ich meine Krankenhaustätigkeit und übergab meinen alten und langjährigen Patienten an meine Nachfolger im Johanniter-Krankenhaus. Ackermann und ich trafen uns dennoch weiterhin regelmäßig und diskutierten, wobei mich insbesondere interessierte, wie er die Entwicklung des Gesundheitswesens einschätzte, die er ja auch aus der Sicht eines Patienten und Betroffenen kannte. In dieser Zeit war zwischen uns eine richtige Freundschaft mit gegenseitiger Wertschätzung entstanden.

Eines Nachmittags besuchte ich ihn in seinem Haus, seine Frau kam hinzu, und wir saßen im großen Wohnzimmer und tranken Tee. Auf einmal kam er auf eine Sache zu sprechen, von der zu reden ihm offensichtlich schwerfiel: »Ich muss Ihnen gestehen, seit einigen Wochen habe ich wieder Magenschmerzen. Könnten Sie mir einen Tipp geben, was ich dagegen tun könnte?« Wir funktionierten das Wohnzimmer kurzerhand in ein ärztliches Sprechzimmer um, und ich untersuchte Ackermann gründlich mit den Augen und durch Abtasten des Bauches. Neben dem Nabel ergab sich ein Widerstand in der Tiefe. Ich prüfte den »Loslassschmerz« und wiederholte die Tastuntersuchung. Wieder spürte ich im Mittelbauchbereich einen Widerstand. Ackermann zuckte bei dieser Prozedur kurz zusammen. »Entschuldigung, habe ich Ihnen wehgetan?« »Nein, nein.« Er blieb eine Zeit lang still und erklärte dann: »Sie arbeiten gerade fast wie ein alter Hausarzt.« Seine Frau meinte: »Die Schmerzen werden sich schon geben. Das hat er ja öfter gehabt.« Dabei schaute sie mich fragend an, als ob sie eine Bestätigung ihrer Prognose erwartete. Ackermann bemerkte: »Lieber Doktor, irgendetwas hat sich verändert. In Ihrer Stimme schwingt ein Unterton mit, wie ich ihn nur ein Mal von Ihnen gehört habe, als damals meine Frau so krank war.« Ich war völlig überrascht, glaubte ich doch, ganz sachlich gesprochen zu haben. Ackermann insistierte: »Sagen Sie doch, was Ihnen Sorgen bereitet. Ist etwas in meinem Bauch, was da nicht hingehört?«

Ich rief sofort einen meiner Nachfolger im Johanniter-Krankenhaus an und machte einen Termin für den nächsten Tag aus. Die Kernspinaufnahme zeigte einen kinderfaustgroßen Tumor im Mittelbauch. Ackermann nahm diese Diagnose erstaunlich gelassen hin. Am Abend dieses Tages telefonierten wir miteinander: »Ich habe mich mit meiner Familie und mit Freunden beraten und mich zu der mir dringend empfohlenen Operation entschlossen. Morgen früh gehe ich zu Professor Hirner in die Universitätsklinik.«

Nach der Operation unterrichtete mich Professor Hirner über deren Verlauf und das Ergebnis. Sie war erfolgreich verlaufen, und er hatte den Tumor vollständig entfernen können. Ich besuchte Ackermann am nächsten Tag. Er war froh, die Sache hinter sich zu haben, und sah hoffnungsvoll in die Zukunft. Nach vierzehn Tagen konnte er die Klinik geheilt verlassen und nach Hause gehen.

Zwei Jahre sind nun seit der Operation vergangen. Es geht meinem Freund gut, und er ist mit seinen neunundsiebzig Jahren immer noch ein gefragter Ratgeber.

Walter: *Über einen besonderen Beitrag in Bezug auf den Dialog zwischen Arzt und Patient haben Eduard Ackermann und ich oft gesprochen: das Buch von Linus Geisler »Arzt und Patient – Begegnung im Gespräch«. Es ist sicher das wichtigste Buch im deutschsprachigen Raum zu diesem Thema und sollte allen jungen Leuten mit Heilberufen im weitesten Sinne nahegelegt werden. An einer Stelle beschreibt der Autor eine Vision:*

»Ein Arzt betritt wortlos ein Krankenzimmer. Im Bett liegt
ein abgemagerter Endsechzigjähriger, der den Arzt
erwartungsvoll ansieht. Der Arzt macht den rechten Arm
des Patienten frei, legt die Staubinde an, punktiert eine
Vene, führt einen Venenkatheter ein, hängt eine Infusions-
flasche an und stellt eine bestimmte Tropfenzahl ein. Er
vergewissert sich, dass die Infusion richtig läuft, dann geht
er – wortlos, wie er gekommen ist – zur Tür. Bevor der
Arzt die Tür erreicht, richtet sich der Kranke mühsam auf
und fragt: ›Entschuldigung, Herr Doktor, darf ich fragen,
was Sie da gemacht haben?‹ Der Arzt dreht sich um und
antwortet mit unbewegtem Gesicht: ›Sie haben Lungen-
krebs, und ich habe Ihnen eine Infusion zur Behandlung
Ihrer Krebserkrankung angelegt.‹«
Dass es zu einer solchen Gesprächsverweigerung von-
seiten eines Arztes nicht kommen darf, ist eigentlich selbst-
verständlich. Trotzdem bin ich der Meinung, dass das
Thema »Kommunikation zwischen Arzt und Patient« in
der Öffentlichkeit viel öfter, intensiver und bewusster
behandelt werden sollte.
Unwetter, Erdbeben und Verluste von Angehörigen
können Krisen hervorrufen und zu Panikattacken führen.
Auch Gespräche – das kann auch ein ärztliches
Gespräch betreffen – können Verletzungen verursachen,
die in der Vergangenheit einem Menschen widerfahren
sind.
Mit der folgenden Geschichte möchte ich Dir eine Krise
schildern, die durch den Besuch einer Behörde verursacht
wurde. Die Beamten haben damals nur ihre Pflicht erfüllt.
Sie trifft keine Schuld.

Wenn der Steuerfahnder kommt

Wie immer saß ich ganz früh am Morgen in meinem Büro, um meine Korrespondenz zu erledigen und vor allem Arztbriefe an niedergelassene Kollegen zu schreiben. Zu meiner Überraschung klingelte das Telefon direkt auf meinem Schreibtisch und nicht erst bei meiner Sekretärin. Ich nahm ab und hörte nur, wie eine männliche Stimme sagte: »Sie erhalten gleich Besuch von der Steuerfahndung.« Dann legte der anonyme Anrufer auf.

Ich hatte zwar kein schlechtes Gewissen, trotzdem überkam mich ein unangenehmes Gefühl.

Es erschienen zwei Herren im Vorzimmer. Sie stellten sich vor, teilten mit, dass sie vom Finanzamt seien und dass sie sofort den Patienten Herrn Z. sprechen müssten.

Meine tüchtige »Hüterin des Vorzimmers« sagte ihnen, einen Patienten könnten sie nur mit meiner Einwilligung sprechen, und bot an, einen Termin mit mir zu vereinbaren.

Die Herren bestanden jedoch darauf, gleich mit mir zu sprechen.

Die Sekretärin läutete herüber, und ich ließ die beiden eintreten.

Ich war etwas gereizt, weil sie ohne Rücksicht auf meine Verpflichtungen einfach so hereinplatzten.

Inzwischen hatte ich eine Ahnung, warum die Herren meinen Patienten unbedingt sprechen wollten.

In jener Zeit beherrschten heftige Diskussionen um schwarze Kassen und Steuerhinterziehung die Medien. Und mein Patient, ein bekannter Wirtschaftsprüfer, konnte möglicherweise etwas dazu sagen.

Die Finanzbeamten wiederholten noch einmal, dass sie sofort mit Herrn Z. reden müssten und dass sie heute Morgen bereits bei seiner Ehefrau gewesen seien.

Ich erklärte: »Sie werden den Patienten mit Sicherheit

heute nicht sprechen. Das kann ich aus ärztlicher Sicht nicht verantworten.«

Tatsächlich führten wir anschließend ein ruhiges und sachliches Gespräch, in dem ich ihnen die kritische Situation meines Patienten schilderte. Ich wies eindringlich darauf hin, dass die Erkrankung des Herrn Z. mit ernsten Komplikationen verbunden sei. Auch konnte ich ihnen verständlich machen, dass jede Form von Belastung im Augenblick ein sehr hohes Risiko darstellte. Das akzeptierten die beiden Herren und verabschiedeten sich.

Doch nachmittags herrschte erneut große Aufregung, denn nun wurde Frau Z. wegen eines Kreislaufkollapses und einer Panikattacke vom Notarzt bei uns eingeliefert.

Völlig außer sich berichtete sie vom Besuch der beiden Herren von der Steuerfahndung in den frühen Morgenstunden.

Hierzu muss ich erwähnen, dass die Eheleute Z. während des Dritten Reichs interniert und dort schlimmsten Repressalien ausgesetzt gewesen waren. Bei Frau Z. tauchten mit dem Besuch an dem besagten Morgen blitzartig die Erinnerungen an die schrecklichen Erlebnisse von damals wieder auf, und sie reagierte darauf mit einem sogenannten ›Flashback‹.

Ein Flashback kann für manche Menschen körperlich und seelisch sehr gefährlich werden.

Wie nahmen Frau Z. auf unsere Station auf, und in langen, intensiven Gesprächen und leichter medikamentöser Therapie gelang es uns, ihre Panikattacke zu überwinden und den Kreislauf zu stabilisieren.

Anmerkung:
Man spricht beim Flashback auch von einem posttraumatischen Belastungssyndrom (PTBS). Besonders schwere Formen von PTBS sind etwa das sogenannte »KZ-Syndrom« bei Überlebenden des

Holocaust oder des sowjetischen Gulag-Systems und das speziell im englischen Sprachraum bekannte »Post Vietnam Syndrome« (PVS). Zur Zeit des Ersten Weltkriegs sprach man von der »Bomb Shell Disease«, in Deutschland wurden PTBS-Patienten damals abwertend als »Kriegszitterer« bezeichnet. Eine ausführliche Beschreibung des PTBS veröffentlichte 2002 Babette Rothschild in »Der Körper erinnert sich«. Rothschild gibt viele Belege für die enge Verknüpfung von Körper und Seele, die jedem Mediziner geläufig sein sollte. In Fällen einer fehlenden sprachlichen Kommunikation oder auch für den Umgang mit kleinen Kindern bringen viele anschaulich geschilderte Beispiele wichtige Hinweise. Hier ein kleines Lexikon der Körpersprache, das auch gut zum klinischen Alltag passt und dem Arzt die Kommunikation mit dem Patienten und damit die Behandlung wesentlich erleichtern könnte:

Die Beziehung zwischen Emotion und Körper

Wut	angespannter Unterkiefer, Rötung des Halses oder Gesichts
Traurigkeit	Tränen, gerötete Augen, leerer Blick
Ekel	gerümpfte Nase und hochgezogene Oberlippe
Scham	Erröten, Abwenden des Blicks
Angst	geweitete Augen mit hochgezogenen Brauen, Zittern und Erbleichen

Das Münchhausen-Syndrom

Nahezu jeder Arzt wird irgendwann einmal mit dem Krankheitsbild des Münchhausen-Syndroms konfrontiert. Während die Geschichten des Lügenbarons belustigen und unterhalten, stehen die meisten Menschen der nach ihm benannten psychischen Krankheit mit Erstaunen, Ratlosigkeit, Empörung oder sogar Entsetzen gegenüber. Beim Münchhausen-Syndrom versucht ein Mensch, Krankheitssymptome künstlich hervorzurufen, indem er seine Gesundheit absichtlich schädigt. Dabei ist nahezu alles möglich, und keine Praktik ist absurd genug. Bei Männern kommt übrigens diese psychische Störung häufiger vor als bei Frauen.

Beim »erweiterten Münchhausen-Syndrom«, auch »Münchhausen in Vertretung« genannt, wird sogar noch eine andere Person miteinbezogen. Ein typischer Fall ist, dass die Mutter das eigene Kind manipuliert (verletzt, ihm giftige Substanzen einflößt und Ähnliches), obwohl – oder gerade weil – eine enge Beziehung zwischen beiden besteht. Diese Störung ist noch schwerer zu erkennen, denn solches Handeln vermutet ein Arzt als Letztes, wenn eine Mutter ihr krankes Kind zu ihm bringt!

Aus meiner ärztlichen Tätigkeit sind mir zwei Krankheitsvorfälle besonders in Erinnerung geblieben.

Eine Stationsschwester, sehr engagiert, sehr kooperativ, eine ausgesprochene Führungspersönlichkeit, ist eines Tages in ihrem Verhalten innerhalb des Stationsgefüges wie verändert. Sie wirkt ungeduldig, erschöpft und genervt, auch hat sie nicht mehr die sonst warmherzige, zugewandte Art ihren Patienten gegenüber.

Nach einem längeren Gespräch eröffnet sie mir, dass sie »Kummer« habe. Allerdings vermag sie den Kummer nicht recht zu beschreiben und meint, dass das sicher vorübergehe, zumal sie nächste Woche einen vierzehntägigen Urlaub antrete.

Nach dem Urlaub scheint sie ihre alte Tatkraft wiedergefunden zu haben. Doch eines Morgens fällt mir auf, dass sie mehrere kleine Hämatome am Arm hat. Als ich sie nach der Ursache frage, antwortet sie: »Ich hab' mich nur gestoßen.« Einige Tage später geht Schwester K. vor mir die Treppe hinauf, und ich traue meinen Augen nicht, als ich an beiden Unterschenkeln große flächenhafte Hämatome entdecke. Natürlich spreche ich sie sofort darauf an. Sie erklärt mir daraufhin, sie hätte sich das beim Umräumen ihrer Wohnung zugezogen. Am nächsten Tag erscheint sie in weißen langen Hosen auf der Station.

Daraufhin beobachte ich Schwester K. misstrauisch, und kurze Zeit später passiert es. Als sie sich die Nase putzt, schießt plötzlich ein heftiger Blutschwall aus der Nase, den wir nur sehr schwer stoppen können. Jetzt ist mir klar: Hier stimmt etwas nicht, Schwester K. muss ernsthaft krank sein. Ein Assistenzarzt leitet eine umfangreiche Untersuchung ein, und dabei kommt die erschreckende Wahrheit ans Licht: Schwester K. hat über einen längeren Zeitraum eine Überdosis Marcumar eingenommen. Marcumar ist ein Medikament, welches nur schwer herzkranken Patienten verabreicht werden darf, um die Blutgerinnung herabzusetzen. Doch Schwester K. ist nicht herzkrank. Ich bin über das Ergebnis erschüttert – und ich weiß, dass es sehr schwer ist, Patienten mit dem Münchhausen-Syndrom auf ihre psychische Erkrankung anzusprechen. Ich bitte Schwester K. zu einem Gespräch in mein Zimmer, und sie eröffnet mir tatsächlich die wahren Hintergründe ihrer Manipulation: »Einmal im Leben möchte auch ich Patient sein. Ich weiß nicht, warum ich so frustriert und verändert bin. Ich will, dass man sich um mich sorgt und um mich kümmert. Schließlich nimmt mich doch keiner als Mensch wahr, für alle bin ich immer nur die funktionierende Krankenschwester. Oder hätten Sie mich vielleicht sonst einmal zu einem Gespräch in Ihr Zimmer eingeladen?« Der Vorwurf sitzt. Trotzdem kann ich Schwester K. schließlich davon überzeugen, sich in psychiatrische Behandlung zu begeben.

In einem kurzen Brief hat sie sich dann von uns verabschiedet. Den Beruf als Krankenschwester hat sie aufgegeben.

Beim zweiten Mal, als ich dem Münchhausen-Syndrom begegnet bin, bat mich ein befreundeter Kollege aus einem Krankenhaus im Rheinland um Rat und fragte, ob ich mir einmal einen Fall unklaren Fiebers ansehen könne.

Der Kollege, auch Internist, berichtet: »Herr L. ist seit zwei Jahren Pfleger auf einer unserer großen Stationen. Seine nicht ganz einfache Arbeit übt er verantwortungsvoll aus. Er ist sehr hilfsbereit, springt immer ein, wenn Not am Mann ist, nie haben wir Klagen von ihm gehört! Seine ausgeglichene, freundliche und geduldige Art wird von den Patienten sehr geschätzt. Seit einigen Monaten fällt auf, dass Herr L. häufig wegen Krankheit seinen Dienst nicht wahrnehmen kann. Um aber trotzdem auf seine Stundenzahl zu kommen, hilft er freiwillig Samstag und Sonntag aus. Uns erstaunt das sehr, denn Herr L. stammt aus einem vermögenden Elternhaus und ist eigentlich finanziell gut versorgt. Eines Sonntagabends begegnet mir Herr L. auf dem Gang. Sein Gesicht ist hochrot, und der Schweiß steht ihm auf der Stirn. ›Herr L., was ist mit Ihnen los? Sie haben ja hohes Fieber. Kann ich Ihnen helfen?‹ Herr L. lehnt meine Hilfe ab und meint, das sei nichts Ernstes.«

Über ein halbes Jahr muss die gesamte Abteilung mit dem Wechselspiel zwischen krank und gesund zurechtkommen. Dann nimmt sich der Chef vor, ein ernstes Wort mit L. zu reden, und bittet ihn um ein Gespräch. Das lehnt er ab, und so werde ich als Konsiliarius hinzugezogen. Mein Freund stellt mich vor, erklärt L. den Grund meines Besuches und lässt uns dann allein.

L. zeigt sich zunächst zuvorkommend, weicht dann aber im Verlauf des Gesprächs immer wieder auf belanglose Dinge aus, redet weitschweifig über seine Verdienste und seinen Einsatz in der Klinik und beklagt, dass er im Grunde doch nicht die richtige Anerkennung fände. Als ich versuche, ihn auf mögliche Probleme in seinem privaten Umfeld anzusprechen, nimmt die Unterhaltung eine plötzliche Wende. Er wirkt auf einmal verschlossen, sehr abweisend und verhält sich nahezu aggressiv. Wie getrieben stößt er hervor: »Meine gelegentlichen Fieberschübe gehen Sie überhaupt nichts an. Die haben keine Bedeutung, sie kommen und gehen wieder. Das habe ich auch schon der Oberin und dem Chef erklärt. Außerdem geht mir die Frage nach einem HIV-Test massiv auf den Geist. Ich habe zwei negative Tests, das muss doch endlich mal genügen. Die sollen mich einfach meine Arbeit machen lassen und sich um ihre eigenen Patienten kümmern.« Ich bin einigermaßen sprachlos, versuche ihn zu beruhigen und ihm das Anliegen und die Sorgen der Abteilung zu erklären. Ich appelliere an sein Verantwortungsbewusstsein bezüglich des Wohls der von ihm betreuten Patienten. Schließlich könnten seine Fieberschübe auch eine Gefahr für sie sein. »Wenn meine Arbeit denen nicht gefällt, können sie mich ja rausschmeißen, ich habe damit kein Problem!«

Genauso plötzlich, wie er abweisend und verschlossen geworden war, wandelt sich sein Gesichtsausdruck wieder, und er bietet an, einen Kaffee zu besorgen. Nach längerer Zeit kehrt er zurück, ist wieder ganz der freundliche und höfliche Mensch, als den ich ihn zuerst erlebt hatte, und bittet mich, sein Verhalten zu entschuldigen. Der Sinneswandel ist mir nicht erklärlich. Wir verabschieden uns, und ich schlage L. vor, sich doch unbedingt zu melden, wenn wieder

Fieberschübe einsetzen. Das verspricht er wortreich und mit aller Bestimmtheit: »Sie können sich darauf verlassen. Vielen Dank für Ihr Bemühen!« Zurück bleiben Unsicherheit und Enttäuschung darüber, keine Lösung gefunden zu haben.

»Ich habe ein ungutes Gefühl!«, ist meine Antwort auf die Frage meines Kollegen. »Ich kann leider nur den Rat geben, Herrn L. besondere Aufmerksamkeit zu widmen und ihn behutsam zu behandeln.«

Ein Vierteljahr geht alles gut, das Fieber scheint wie weggeblasen. Große Erleichterung auf allen Seiten. Dann bricht L. eines Tages in der Kantine während des Mittagessens von Fieberkrämpfen geschüttelt zusammen. Er wird sofort in die Nervenklinik eingewiesen, da sein Zustand lebensbedrohlich erscheint. Dort entdeckt man bei ihm überall zahlreiche Einstiche. Doch weder Drogen, Alkohol noch Tablettensubstanzen können im Blut nachgewiesen werden. Aus der Analyse der Blutkulturen ergibt sich dann ein sehr überraschendes Ergebnis: L.s Blut enthält die verschiedenen für Blumenwasser typischen Erreger. Er hatte sich altes, abgestandenes Blumenwasser in die Venen injiziert.

Erst nach einer längeren Behandlungsphase konnte L. wieder entlassen werden. Wie häufig in ähnlichen Fällen blieben die Motive für sein Handeln verborgen, denn die Gespräche mit ihm führten leider zu keinem Ergebnis. Er verließ auf eigenen Wunsch die Klinik und kehrte nicht mehr an seine alte Arbeitsstätte zurück. Spätere Nachforschungen ergaben, dass er in eine andere Stadt gezogen war.

Carlo: *Dieses Münchhausen-Syndrom kannte ich nicht, es scheint mir selten, aber zugleich besonders schrecklich zu sein. Was mag in solch einem Kranken vorgehen, welchen Ängsten ist ein so hilfloser Patient ausgesetzt?*

Walter: *Es sind immer schwierige Situationen, die vielleicht sogar in die Rubrik »gefährlich« eingeordnet werden müssen. Ich wurde in den letzten Jahren häufiger von Kollegen um Rat gebeten und habe mich deshalb etwas intensiver mit dem Thema auseinandergesetzt. Hierbei ist es besonders wichtig, erfahrene Psychiater und Psychotherapeuten miteinzubeziehen. Als Arzt bin ich aufgefordert, meine Grenzen zu erkennen und auf kollegiale Zusammenarbeit zu bauen. Diese Forderung hat der bedeutende Psychosomatiker Thure von Uexküll immer vertreten. In seinem großen Standardwerk »Psychosomatische Medizin« hat er den engen Zusammenhang von Körper und Seele beschrieben. Dem Münchhausen-Syndrom widmet er in dem Werk ein eigenes ausführliches Kapitel.*
Marc D. Feldman, ein Psychiater und Buchautor aus Birmingham/USA, beschäftigt sich in seinem Buch: »Wenn Menschen krank spielen« intensiv mit diesem Krankheitsbild: Patienten mit artifiziellen (künstlich herbeigeführten) Störungen haben ihr Verhalten nicht unter Kontrolle. Die Diagnosestellung ist für uns Ärzte oft ein großes Problem. Vorgetäuscht wird alles, was möglich ist. Manche schlucken beispielsweise Blut, um Bluthusten vorzutäuschen. Für den Umgang mit diesen Patienten gibt Feldman eine Reihe von Ratschlägen: Die Patienten

müssen die Chance bekommen, ihr Gesicht zu wahren. Es muss mit den Patienten ein einfühlsames und ausführliches Gespräch geführt werden. Im Zweifelsfall soll ein erfahrener Psychiater hinzugezogen werden, um zu vermeiden, dass der Patient die Therapie abbricht oder möglicherweise einen Suizidversuch unternimmt, wenn er sich »entdeckt« fühlt.

Beim Stichwort »Gesicht wahren« fällt mir folgende lustige Geschichte ein, die ich Dir kurz erzähle – auch wenn sie rein gar nichts mit dem Münchhausen-Syndrom zu tun hat. In meinen frühen Assistentenjahren erzählte sie mir eine OP-Schwester.

Ein Gynäkologe war bekannt dafür, bei seinen Operationen zu dicker Frauen stets leise vor sich hin zu schimpfen. Die OP-Schwestern versuchten immer wieder, ihm diese Marotte auszutreiben – erfolglos. Eines Tages musste dringend ein Kaiserschnitt durchgeführt werden. Dr. K. operierte schnell und zielsicher – das Kind war gerettet. Doch nach dem Zunähen fehlte ein Bauchtuch. Als die Instrumentierschwester Dr. K. darauf hinwies, glaubte er ihr nicht. Sie aber verlangte, dass der Bauch noch einmal geöffnet würde. Der Arzt weigerte sich, schimpfte in der bekannten Weise vor sich hin, und auf dem Höhepunkt der Diskussion bedeuteten ihm die OP-Schwestern, mit ihm nicht weiterzuoperieren, wenn er nicht nachgebe.

Knurrend musste er sich fügen. Beim Öffnen des Bauchfells winkte ihm das fehlende Bauchtuch entgegen. In der Hektik und wegen der Notwendigkeit, das bedrohte Kind zu retten, war dieser Fehler passiert. Hätte der Operateur sofort den Rat der Schwestern befolgt, hätte er sein Gesicht gewahrt. In den folgenden sechs Wochen war Dr. K. zahm und freundlich, und es herrschte Eintracht im OP. Dann begann bei einer sehr adipösen (fettleibigen)

Patientin dasselbe Spiel: Er klagte wieder, dass sie zu dick sei. Die Schwester, die die Narkose einleitete, hörte sich das eine Zeit lang mit an, dann platzte ihr der Schwesternkragen. Unter dem Tuch seitlich vom OP-Tisch erschien plötzlich ihr Kopf; sie musterte Dr. K. von oben bis unten. Der sah sie fassungslos an. »Herr Doktor – schimpfen Sie nicht über die dicken Frauen. Wenn Sie unter der Dusche stehen, werden Ihre Füße auch nicht nass.« Diese Bemerkung muss Dr. K. doch so getroffen haben, dass sich sein Verhalten im OP grundsätzlich änderte. Hier hat die Situationskomik ein kleines Wunder bewirkt.

In der nächsten Geschichte geht es um ganz bewussten Betrug vonseiten eines Patienten. Das ist ein ganz anderes Gebiet als das Münchhausen-Syndrom, mit dem wir Ärzte gelegentlich auch konfrontiert werden. Hier ist neben dem gesunden Menschenverstand auch viel Erfahrung gefordert.

Täuschung

Auf Empfehlung eines Kollegen erschien eines Tages D., ein Sonderschullehrer, in meiner Sprechstunde. In einem langen, ausführlichen Gespräch erfuhr ich, dass er seit längerer Zeit unter heftigen Rücken- und Kopfschmerzen litt. Auch überfielen ihn zeitweise Schwächeanfälle, die er sich nicht erklären konnte. Zudem plagten ihn immer wieder Schlafstörungen. Er hatte sogar schon an eine Frühpensionierung gedacht.

Ich schaute mir D. genau an: Er war ein großer, stattlicher und sportlicher Mann von ungefähr fünfundfünfzig Jahren. Krank sah er eigentlich nicht aus, wenn er auch ab und zu sein Gesicht vor Schmerzen verzog. »Lieber Herr D., möchten Sie, dass wir Sie für ein paar Tage stationär bei uns aufnehmen, um die Ursachen Ihrer Beschwerden zu klären, oder ziehen Sie eine ambulante Untersuchung vor?« D. entschied sich für eine ambulante Untersuchung und bat mich, ihn für einige Zeit krankzuschreiben, da er im Moment nicht in der Lage sei, seine schwierigen Schüler zu unterrichten. Er habe an circa acht Wochen gedacht, meinte er. Ich stutzte etwas und meinte daraufhin, dass ich ihn erst einmal für 14 Tage krankschriebe und man nach den Untersuchungen weitersehen könne. Mit der Krankschreibung und einem Rezept für ein schmerzlinderndes Medikament verließ D. schließlich nicht sonderlich zufrieden mein Sprechzimmer, und meine Sekretärin vereinbarte mit ihm die entsprechenden Untersuchungstermine.

Die Untersuchungen ergaben keinerlei Hinweise auf ein körperliches Leiden. D. suchte mich nach genau 14 Tagen erneut auf, und ich teilte ihm die erfreuliche Nachricht mit. Doch mein Patient schien gar nicht so glücklich darüber zu sein und bat mich, ihn noch einmal für 14 Tage krankzuschreiben, damit er Kräfte für seinen schweren Beruf sammeln könne. Ich tat ihm den Gefallen. Schließlich ist ein sich krank fühlender Lehrer kein guter Lehrer, sagte ich mir. Meinen Vorschlag, vielleicht psychotherapeutische Hilfe in Anspruch zu nehmen – schließlich mussten seine Beschwerden doch eine Ursache haben –, lehnte er strikt mit den Worten ab: »Herr Professor, ich bin doch nicht bekloppt!«

Kurz darauf folgte ich einer Einladung in die Schweiz, nach Gstaad, um einen Vortrag zu halten. Im gleichen Ort befindet sich ein großes exklusives Trainingszentrum für Tennisstars (und solche, die meinen, welche zu sein). Ich suchte dieses Zentrum in einer freien Stunde auf, um gutes Tennis zu sehen. Und siehe da! Wer bewegte sich wie ein junger Gott auf dem Platz und schwang gekonnt sein Racket? Ich traute meinen Augen nicht, es war der Sonderschullehrer mit den ungeklärten Beschwerden. Mein erster Gedanke war natürlich, ihn sofort zur Rede zu stellen. Ich konnte es kaum fassen, dass mich dieser Herr so an der Nase herumgeführt hatte. Doch ich blieb im Hintergrund und dachte: »Warte nur, du kommst ja bald wieder in meine Sprechstunde!«

Nach etwa zwei Wochen suchte mich D. wiederum mit großer Leidensmiene auf. »Herr Professor, ich kann nicht mehr, ich bin am Ende, bitte helfen Sie mir! Die Schmerzen sind unerträglich. Nächtelang liege ich wach, kann nicht schlafen und denke darüber nach, was aus mir werden soll.« Ich schaute ihn an und antwortete gnadenlos: »Vielleicht ein Tennisstar, Herr D.! Allerdings bin ich der Meinung, dass Sie dafür vielleicht doch zu alt sind.«

Schade, dass ich in diesem Augenblick keinen Fotoapparat griffbereit hatte. Es hätte sich gelohnt, dieses verblüffte Gesicht auf einem Bild festzuhalten. D. sprang von seinem Sitz auf, schnappte sich seine Aktentasche und verließ ohne Abschiedsgruß fluchtartig den Raum. Kurz darauf erschien meine Sekretärin und meinte: »Hier haben Sie aber ein Wunder vollbracht! Herr D. war doch ganz blass, als er kam, und jetzt rauscht er so temperamentvoll an mir vorbei?!« – »Es war ein Schweizer Präparat«, antwortete ich, »namens Gstaad.«

Walter: *Damals habe ich mich ziemlich geärgert, auf den »Tennismeister« hereingefallen zu sein. Er hat mich ganz bewusst getäuscht. Solche Fälle kommen natürlich selten vor und können in die Rubrik »Der schwierige Patient« eingeordnet werden. Die einzige Möglichkeit, schwierigen Patienten zu begegnen, besteht,*

auch wenn ich mich damals anders verhalten habe, dennoch in einem offenen, ruhigen und einfühlsamen Gespräch. Vor allem gilt es, die äußeren und inneren Umstände des Patienten, der schwierig erscheint, zu erfassen. Hier sind erfahrene Kollegen aufgefordert, junge Ärzte und Pflegende anzuleiten und ihnen Auswege aus einem sich anbahnenden oder schon bestehenden Dilemma zu zeigen. So lässt sich falsche oder übertriebene Diagnostik oder sogar drohender Schaden vermeiden. Die Lektüre von Linus Geislers »Arzt und Patient – Begegnung im Gespräch« gibt dazu wertvolle Anregungen.

Kennst Du eigentlich den erstaunlichen Fall aus einem anderen, ebenfalls empfehlenswerten Buch: »Die verlorene Kunst des Heilens« von Bernard Lown? Er beschreibt die Situation eines Patienten, der mit einer schweren Herzerkrankung mit Herzmuskelschwäche auf der Intensivstation lag. Von Tag zu Tag verschlechterte sich sein Zustand; seine Haut verfärbte sich blau, er atmete schwer, und Lown und seiner Mannschaft setzte es immer mehr zu, diesen Patienten auf der Intensivstation zu besuchen, weil ihnen keine Verbesserung der Therapie einfiel. Sie standen mit besorgten und ratlosen Mienen um sein Bett. Die Aussichtslosigkeit des Falls stand ihnen ins Gesicht geschrieben.

Eines Tages horchte der Chefkardiologe den Patienten ab und stellte fest: »Jetzt hat er einen Herzgalopp«, was den begleitenden Ärzten sagte: Die Insuffizienz der Herztätigkeit hat zugenommen. Die Mannschaft verabschiedete sich besorgt von dem Kranken, der Chef notierte ins Krankenblatt: »Bei Herzstillstand – keine Reanimation!« Dem Patienten ging es so schlecht, dass ihnen ein Gespräch mit ihm nicht mehr möglich war. Doch am nächsten Morgen hatte sich sein Zustand ver-

bessert, obwohl die Therapie nicht verändert worden war. Nach einigen Tagen konnte er von der Intensivstation auf die Normalstation verlegt werden, und nach vierzehn Tagen verließ er geheilt die Klinik.

Ein halbes Jahr später besuchte er den Kardiologen, der ihn mit dem Ausdruck größter Verwunderung begrüßte: »Ein Wunder, ein Wunder!« – »Nein, nein«, sagte der Patient, »kein Wunder. Es ging mir an dem besagten Donnerstag von Stund an besser, denn Sie haben mir Hoffnung gemacht.« Er hatte die im Grunde genommen negative Diagnose eines Herzgalopps positiv interpretiert – ein sogenanntes Oxymoron: »Wenn mein Herz noch galoppieren kann, dann muss es mir ja besser gehen. Und wenn das sogar der berühmte Chefarzt sagt.«

Der schwer kranke Patient hat also an eine Heilung geglaubt: Mein Herz kann es doch noch gut schaffen! Diese Kraft durch den Glauben hat ihn gerettet.

Glück gehabt

6.30 Uhr. Ich rannte die Treppe von meiner Wohnung hinunter zum Auto. Wie immer hatte ich es sehr eilig, ins Krankenhaus zu kommen. Da erschien Frau L. am Küchenfenster. »Herr Professor, gut, dass ich Sie endlich mal erwische. Haben Sie zwei Minuten Zeit für mich?« Eigentlich hatte ich die nicht, aber Frau L. musste schon etwas Wichtiges haben, sonst hätte sie mich nicht morgens in aller Frühe angesprochen. »Ja, Frau L., wo brennt's denn?« »Meine Freundin ist verzweifelt, seit Wochen hat sie zeitweise sehr starke Herzbeschwerden, doch ihr Hausarzt meint, sie habe nichts. Vielleicht können Sie einen Termin bei dem bekannten Herzspezialisten in H. vereinbaren. Als normaler Sterblicher kommt man ja nicht an ihn heran. Vom ›Zerberus‹ im Vorzimmer der Klinik wurde sie auf einen Termin in zwei Monaten vertröstet.« – »Sagen Sie Ihrer Freundin, sie soll heute gegen Mittag zu mir ins Krankenhaus kommen. Ich gucke sie mir lieber vorher an.« Meine Sekretärin schaute mich mit leicht gerunzelter Stirn an, als ich ihr sagte, sie möge Frau B. heute Mittag irgendwie dazwischenschieben. »Herr Professor, wie soll ich das denn machen? Das ist heute bereits der sechste Patient, den ich dazwischenschieben soll.« »Darin haben Sie doch Übung. Sie machen das schon, da bin ich sicher.«

Gegen 15 Uhr saß dann Frau B. vor mir. »Seit Wochen habe ich ungefähr alle zwei Tage sehr starke, krampfartige Schmerzen in der Herzgegend. Mein Hausarzt meint, da wäre nichts. Weder Blutuntersuchungen noch Belastungs-EKGs zeigten irgendwelche Auffälligkeiten. Aber ich bilde mir das doch nicht alles ein!« Ich sah mir Frau B. genau an: sportlicher, eleganter Typ, gesunde, leicht gebräunte Gesichtsfarbe, guter Ernährungszustand. »Haben Sie die Schmerzen nach einem bestimmten Essen oder vielleicht nach einem Gläschen Wein?« – »Nein, mir schmeckt alles, mir bekommt auch alles. Die Schmerzen kommen wie angeflogen, mal morgens, mal abends, mal in der Nacht, und ebenso verschwinden sie wieder.« – »Hat Ihr Hausarzt auch Ultraschall vom ganzen Brustkorb und Oberbauch gemacht?« – »Ach, das weiß ich nicht mehr so genau, aber eher nicht.« – »Frau B., es tut mit leid, aber wir müssen das ganze Untersuchungsprogramm noch einmal absolvieren. Am besten, wir fangen gleich mit dem Ultraschall an. Wir sehen uns dann später und besprechen alles ausführlich.«

Gegen 17 Uhr saß Frau B. wieder vor mir. »Tatsächlich zeigen die Blutuntersuchungen keinen Befund«, begann ich meine Rede, »ebenso ist das EKG völlig normal, aber im Ultraschall ist etwas zu sehen, was da nicht hingehört. Bitte kommen Sie morgen früh wieder, wir nehmen Sie auf und werden die Sache klären.« Frohen Mutes verließ Frau B. mein Sprechzimmer.

Mir dagegen war gar nicht so wohl zumute, denn ich hatte einen schlimmen Verdacht: Das Gebilde auf dem Ultraschall sah nach einem Pankreaskarzinom (Bauchspeicheldrüsenkrebs) aus, allerdings passte das gesunde, frische Aussehen so gar nicht zu meinen Befürchtungen. Ich zeigte die Aufnahmen unserem Chirurgen, und er bestätigte meine Vermutung.

Den ganzen Abend ging mir die sympathische Frau nicht aus dem Kopf, ich klammerte mich an den Gedanken, dass sie doch so gut aussehe und mit dem Essen keinerlei Probleme habe. Nicht auszudenken, wenn es tatsächlich ein Karzinom wäre! Erst eine Operation würde Klarheit bringen.

Am Tag vor der Operation informierte unser Chirurg Frau B. und sagte ihr so behutsam wie möglich, dass sie alle ihre privaten Angelegenheiten regeln solle, man wisse nie, wie das Ganze ausgehe. Als ich abends die Patientin noch einmal in ihrem Krankenzimmer aufsuchte, um ihr gegebenenfalls Mut zuzusprechen und sie zu beruhigen, saß sie auf dem Stuhl neben ihrem Bett und las. »Herr Professor, ich hätte nicht gedacht, dass es so ernst um mich steht. Aber das ist eben Schicksal! Da kann man nichts machen! Und wissen Sie was? Ich bin mit meiner Freundin heute Mittag noch einmal beim Italiener hier in der Nähe richtig gut essen gewesen.« Ich bewunderte diese Frau – da hatte ich schon ganz andere Reaktionen erlebt. Ich wünschte ihr eine ruhige Nacht und teilte ihr noch mit, dass ich bei der Operation dabei wäre.

Es war ein langer und sehr komplizierter Eingriff. Das Gebilde in und an der Bauchspeicheldrüse war ein Tumor, der sich bereits in den Magen und den Zwölffingerdarm stark verzweigt hatte. Der Chirurg vollbrachte hier eine wahre Meisterleistung: Ein großer Teil der Bauchspeicheldrüse und

180

des Magens mussten entfernt werden, und in Zukunft musste die Patientin auch auf ihren Zwölffingerdarm verzichten. »Frau B. hat riesiges Glück gehabt«, meinte er nach der erfolgreich verlaufenen Operation. »Vier Wochen später hätten wir vielleicht nichts mehr machen können. Es war kein Karzinom, sondern ein seltener niedrig maligner (schwach bösartiger) Tumor. Damit hat sie gute Aussichten und kann fröhlich weiterleben. Und mit dem verkleinerten Magen wird sie nie irgendwelche Gewichtsprobleme haben.«

Beim Abschied bedankte sich Frau B. für die Fürsorge des gesamten Teams: »Sie haben mich in Ihrem Krankenhaus alle, Schwestern und Ärzte, so wohltuend betreut und nie alleingelassen.« Mich überraschte eines Tages ein Gärtner mit einem Spitzahorn für meinen Garten und einem Brief: »Danke! Für schnelles Handeln, für Ihren Einsatz und die Gespräche am Abend. Die haben mir Kraft gegeben. Ich fühle mich nach der Operation, als hätte mein Leben seither einen ganz neuen Sinn bekommen.«

Heute, nach fünf Jahren, geht es Frau B. gut, sie betreibt weiter ihren Sport, macht große Wanderungen und ist in keiner Weise eingeschränkt.

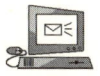

Carlo: *Ich begreife immer mehr, was Du mit Menschlichkeit in der Medizin meinst. Ich kann mich gut an zwei unschöne Begebenheiten erinnern, bei denen ich vonseiten der Ärzte das Gegenteil erlebt habe:*
Noch bevor ich meine Mittlere Reife machte, lag mein Vater im Sterben. Eines Morgens wachte ich auf und hatte das unerklärliche Gefühl, dass mein Vater heute sterben würde. Ich schwänzte die Schule, fuhr zum

Krankenhaus und ging auf die Intensivstation, auf der er lag. Der Oberarzt fing mich ab und verbot mir, meinen Vater zu besuchen. Ich hörte Argumente wie: »Er braucht Ruhe …«, »Die Vorschrift lässt das nicht zu …« Ich versuchte dem Arzt zu erklären, dass ich meinen Vater noch einmal sehen wollte, bevor er sterben würde. Der offensichtlich überforderte Arzt hörte mir nicht einmal zu. Er sagte nur noch: »Dein Vater ist doch gar nicht bei Bewusstsein. Geh jetzt nach Hause.« Ich setzte mich vor der Station auf einen Stuhl und weinte. Da geschah etwas, was ich heute noch als ein Wunder betrachte: Die Stationsschwester kam zu mir nach draußen und streichelte meine Hand. »Ich habe euer Gespräch eben gehört. Der Arzt ist jetzt weg. Komm, ich bringe dich zu deinem Vater.« Sie hielt meine Hand auf dem ganzen Weg zu seinem Bett. Ich hockte mich an sein Bett, ich weiß nicht, wie lange. Jedenfalls schlug er seine Augen auf, und wir konnten sogar miteinander sprechen. Er wusste, dass er sterben würde. Wir konnten also voneinander Abschied nehmen, und so wurde mir die Trauer über seinen Tod leichter.

Und dann war da noch eine Begebenheit, die mir gezeigt hat, wie falsch Gespräche laufen können. Diesmal war ich selbst Patient: Bei mir lag ein Verdacht auf einen Tumor im Magen vor, es musste eine Magenspiegelung gemacht werden. Dazu wurde ich betäubt. Als ich aufwachte, begrüßte mich der Professor mit den Worten: »Nehmen Sie sich erst einmal einen starken Kaffee. Den werden Sie jetzt brauchen. Über Ihren Befund sprechen wir gleich.« Dann verschwand er für fast zwanzig Minuten. Zwanzig Minuten können sehr lang werden. Ich unterdrückte den Impuls, einfach wegzulaufen. Er kam dann wieder und erklärte mir, alles sei in bester Ordnung. Das mit dem Kaffee hatte er nur auf das Wachwerden nach der Betäubung bezogen. Aber wie ungeschickt er sich ausdrückte!

Walter: Ich habe es immer wieder erlebt, welche Heldinnen und Helden Schwestern und Pfleger sein können. Meiner Meinung nach finden sie oft nicht die Beachtung und Achtung, die ihnen gebührt.
Ja, es ist unglaublich, was man im medizinischen Alltag erlebt. Gerade hier ist es eben besonders wichtig, dass Menschlichkeit gelebt wird und dass die Ärzte das Richtige zu den Menschen sagen.
Ungeduld ist für Ärzte und Schwestern in Praxen und Krankenhäusern nichts Unbekanntes. Vielfach verstehen Patienten den organisatorischen Ablauf nicht, verhalten sich dann ungerecht dem Personal gegenüber und verlieren schnell ihr Vertrauen. In solchen Situationen sollten Menschen, die in Heilberufen tätig sind, Verständnis für die ungewohnte Umgebung, Unsicherheit und Angst der Patienten haben. In den von Dir geschilderten Fällen hätten wenige Worte und vielleicht eine kleine Geste der Zuwendung alle Vorbehalte und damit auch den Vertrauensverlust vermieden. Sprache ist und bleibt das entscheidende Kommunikationsmittel. Aber was ist, wenn uns die Sprache fehlt?
Hierzu kann ich Dir gern ein Extrembeispiel nennen: Wenn ich auf Reisen war und buchstäblich kein Wort der anderen Sprache verstehen konnte, so blieb mir nur die älteste Sprache der Welt: die Körpersprache. Unsere Vorfahren haben sich viele Tausend Jahre nonverbal verständigt, bevor sie sich auf die gesprochene Sprache konzentrierten. So glaube ich, dass wir mit jedem Menschen ein Mindestmaß an Kommunikation haben können. Vielleicht ist die nonverbale Sprache in vielen Situationen sogar der gesprochenen überlegen, eben

weil sie so alt und so ehrlich ist. Schließlich kann die
Körpersprache nicht lügen. Das setzt aber voraus, dass
wir sie beherrschen.
Nun gibt es ausgezeichnete Bücher zu diesem Thema.
Ich will darum hier nur die Schwerpunkte streifen, die mir
in Fleisch und Blut übergegangen sind:

1. Nähe und Distanz. Wir sollten nicht ohne die
   Erlaubnis des anderen in seine Intimzone eindrin-
   gen. Auf der anderen Seite aber ist Nähe wichtig. Wir haben bereits über die äußerste Nähe
   gesprochen, die Berührung. Gerade wenn Sprach-
   schwierigkeiten zu Ängsten führen, kann eine
   Berührung Wunder wirken.

2. Die Mimik. Wir können in einem Gesicht so viel
   lesen. Und wir sollten es tun. Indianer sagen: »Ich
   kann deine Worte nicht hören, dein Gesicht spricht
   so laut.« Es bedarf gar nicht so viel Übung, um bei
   seinem Gegenüber Schmerz, Angst, Panik, Verzweiflung, Trauer und andere Emotionen zu erkennen und zu unterscheiden. Aber wir dürfen
   diese Informationen nicht ignorieren. Sie gehören
   zum Gespräch ganz wesentlich dazu. Nun ist
   Körpersprache niemals eine Einbahnstraße. Auch
   Ärzte müssen davon ausgehen, dass ein Kranker in
   ihren Gesichtern liest. Sie sollten sich also bewusst
   sein, welche Signale sie mit ihrer Mimik senden.
   Vor allem darf die gesprochene Botschaft niemals
   der eigenen Mimik widersprechen.

3. Der dritte Schwerpunkt ist die Sprache des ganzen Körpers. Wir können so viel erkennen, wenn
   wir auf die Hände, Arme, Füße, die Haltung

*beim Sitzen und Stehen achten ... Ich gebe zu,
das erfordert einiges Wissen und Übung. Aber es
ist so wichtig, dass Körpersprache essenzieller
Bestandteil jeder ärztlichen Kommunikationsausbil-
dung sein sollte.*

*Zur Veranschaulichung möchte ich Dich noch auf das
aufschlussreiche Erlebnis eines Onkologen hinweisen, das
Linus Geisler in seinem Artikel »Sprachlose Medizin?«
zitiert:*
*»Der amerikanische Onkologe Bernie Siegel fragte eine
seiner krebskranken Patientinnen in Vorbereitung auf
eine Rede, die er vor hundert medizinischen Studienab-
gängern zu halten hatte, nach dem wichtigsten Ratschlag,
den er den jungen Doktoren geben könnte. Die Antwort
der Patientin fiel erstaunlich einfach aus: ›Sagen Sie
ihnen, dass sie an meine Tür klopfen, mich begrüßen und
Auf Wiedersehen sagen sollen und dass sie mir in die
Augen sehen sollen, wenn sie mit mir reden ...!‹«*

*Zum Schluss schicke ich Dir noch eins meiner zahlreichen
Reiseerlebnisse:*

La vache qui pleure

In der Südsahara in der Nähe der Oase Djanet gibt es eine
mehrere Tausend Jahre alte Felszeichnung, die von den Tuareg zutreffend, aber ein wenig respektlos *»La vache qui
pleure«*, die weinende Kuh, genannt wird.

Ahmed Z. hatte mich gebeten, nach Illizi in der algeri-
schen Wüste zu kommen, um enge Freunde und Verwandte,
die krank waren, ärztlich zu behandeln. Nach einem zwölf-
stündigen ermüdenden Flug von Paris über Algier nach Dja-

185

net erwartete mein alter Tuareg-Freund Ahmed mit einem Begleiter am Flughafen mich, den einzigen Weißen weit und breit. Dank ihm waren die Formalitäten im Handumdrehen erledigt; hier ein kurzer verständnisvoller Blicktausch, dort ein mir unverständliches, aber offensichtlich wirkungsvolles Wort – schon waren wir unterwegs. Im Nachtlager in der Wüste unter dem unglaublichen Sternenhimmel Afrikas – man erkennt Sternbilder, wie sie in Europa in dieser Klarheit nie zu sehen sind – vollzog sich das jahrtausendealte Ritual der Wüstennomaden: Holz suchen, Feuer anzünden, Teewasser kochen, Brot backen und sich unterhalten – über Neuigkeiten, Probleme und, last but not least, den neuesten Klatsch. Zum Schlafen legten wir uns einfach in den Sand, ich wunderte mich über die vielen Sternschnuppen, aber ehe ich mir noch etwas wünschen konnte, lag ich bereits in tiefem Schlaf.

Noch vor Sonnenaufgang weckte mich Rauchgeruch, der Tee war schon zubereitet. Wenig später fuhr uns Ahmed sicher durch die Wüste, ohne dass ich Richtung, Weg oder Ziel erkennen konnte. Ich wusste nicht, wohin es ging, und auf meinen fragenden Blick blinzelte Ahmed nur kurz zu mir herüber: »*Une surprise*«.

Eine halbe Stunde später hielten wir vor einem Felsen. Ahmed wies auf die berühmte Felsgravur »*La vache qui pleure*«, dann sagte er: »Die Kuh weint, weil keine Touristen mehr zu uns kommen.« Nun folgte eine Reaktion, wie ich sie noch nie als Arzt und Mensch erlebt hatte. Dieser einfache Nomade bedankte sich im Voraus für das, was ich erst noch für ihn und seine Leute tun *wollte*. »Wenn du das nächste Mal zu uns kommst, werden wir das Bild von der Kuh feierlich umtaufen; die Kuh wird vor Freude lachen, und das Bild wird heißen: ›*La vache qui rit*‹. Mit einem kleinen Lächeln reagierte er auf meine Verblüffung: »*Mais ce n'est pas le fromage*«, aber es geht nicht um den (gleichnamigen) Käse!

186

In Illizi, Fort Galet und einigen Oasen betreute ich täglich 20 Patienten mit Trachomen (bakteriellen Augenentzündungen), Katarakten (Grauem Star), Rheuma, Brustkrebs und einigem mehr – die Ambulanz im Wüstensand. Der tragische Fall einer vierundzwanzigjährigen Frau und Mutter von drei kleinen Kindern ging mir besonders nahe. Ihr bei einem Unfall zertrümmerter zehnter Brustwirbelkörper hatte zu einer Querschnittslähmung geführt – hoffnungslos! Der Rollstuhl im Sand – nutzlos! Was tun, wie helfen? Ahmed Z. unterstützte, so gut er konnte, die vom Schicksal geschlagene junge Familie. Ein Engpass bestand im Augenblick in der Finanzierung des Schulbesuches der drei Kinder. Diese Lücke konnte ich immerhin sofort schließen und der tapferen Frau weitere Hilfe zusagen. Ahmed erzählte mir, wie wertvoll für sie das Gespräch mit mir gewesen sei. Sie hatte sich zwar ihrem Schicksal ergeben, aber das Urteil eines Arztes aus dem fernen Deutschland war ihr sehr wichtig. »Wichtiger noch war ihr, dass du die Situation der Kinder angesprochen hast. Das ist ihre einzige Sorge.«

Ein blinder alter Mann kam, nur begleitet von seinem Enkel, über die riesige Entfernung von 200 Kilometern zu Fuß durch die Wüste nach Illizi. Seine Blindheit rührte von einer Trachomerkrankung her. Dieser zweite unheilbare Fall an jenem Tag machte mich hilflos und betroffen. Sein Rheuma, im Grunde eine Nebenerkrankung, war nach zweitägiger Therapie mit einem entzündungshemmenden Medikament gelindert. Trotz der Gewissheit, dass seinen Augen nicht mehr zu helfen war, war der alte Mann bewegt und dankbar dafür, dass er nach langer Zeit wieder einmal schmerzfrei war. Ahmeds Kommentar: »Jetzt ist er glücklich, einmal mit einem Doktor gesprochen und ihm die Hand gereicht zu haben, seine Blindheit hat er längst akzeptiert.«

Mit meinem »Medizinbeutel« voller Geschenke und Erfahrungen kehrte ich zurück. Ich habe von diesen Menschen, Nomaden in der Wüste, gelernt, wie auch ein schweres, entbehrungsreiches Leben leichter zu ertragen ist, wenn Familiensinn, Gastfreundschaft, Hilfsbereitschaft im Falle der Not, Ehrfurcht und Höflichkeit allen Menschen gegenüber selbstverständliche und unverrückbare Verhaltensregeln sind. Das größte Geschenk an mich war deshalb die Offenheit und Herzlichkeit dieser Menschen, vor allem die Unbefangenheit der Kinder.

Walter: *Von ihnen können wir uns eine Scheibe abschneiden – und Ärzte können etwas von solchen Patienten lernen! Lieber Carlo, nun die abschließende Checkliste, durch die sich der Patient vergewissern soll, ob der Arzt seine »Hausaufgaben« gemacht hat.*

Checkliste

GESPRÄCHE –
Gibt der Arzt mir mit zielgerichteten
Gesprächen Hoffnung?

1. Fühle ich mich nach einem Gespräch mit meinem Arzt besser?

2. Bespricht er mit mir das Ziel, das er verfolgt, und erklärt er mir die von ihm gewählten Maßnahmen ausführlich und für mich verständlich?

3. Erkennt er, wenn ich Angst habe? Geht er auf meine Ängste ein? Spricht er mir Mut zu?

4. Macht er mir Hoffnung auf baldige Genesung?

Kreativität ist wirklich nichts unfassbar
Schwieriges oder Geheimnisvolles (…)
Jeder, der denken kann,
ist auch fähig, Ideen zu haben.
STEPHEN BAKER

Der sechste Wegweiser: Kreativität

Ein guter Arzt besitzt Einfühlungsvermögen, ist kommunikativ und kreativ.
Im modernen medizinischen Alltag verlangen neue Herausforderungen und Veränderungen stets nach neuen Lösungsansätzen. Diese sind oft nur mit einem gehörigen Quantum Kreativität zu bewältigen. Will der Arzt kreative Lösungen in die Behandlung integrieren, muss er eingefahrene Denk- und Verhaltensmechanismen aufgeben.
Kreativität setzt sich aus mehreren Faktoren zusammen. Dazu gehören Spontaneität, Flexibilität, Originalität, ein Gespür für Probleme und Fachwissen. Hinter aller Kreativität steht Intuition.
Worin besteht sie?
- im Treffen der richtigen Entscheidung ohne langes Nachdenken
- in der schnellen Einsicht in Zusammenhänge ohne bewusste Rationalität
- im Erfassen von Eigenschaften und Gefühlen eines Menschen binnen Sekunden

- im gesunden Menschenverstand
- in sogenannten Geistesblitzen.

Neuere Forschungsergebnisse belegen, dass mit Intuition oft bessere Entscheidungen getroffen werden als mit dem bewussten Verstand, denn das Unbewusste ist in der Lage, schneller mehr Informationen abzuwägen als das Bewusste.

Walter: *Bevor ich Dir die Geschichten zu diesem sechsten Wegweiser erzähle, möchte ich Dir unbedingt etwas aus der Vorklinik bzw. Examenszeit berichten. Du bist ja erst nach dem Physikum zu uns gestoßen. Mit großem Interesse verfolgten wir damals die Vorlesungen von Professor Burkhardt Helferich. Er war in den Fünfzigerjahren Direktor des Chemischen Instituts in Bonn und genoss dank seiner wissenschaftlichen Arbeiten weit über Europa hinaus großes Ansehen. In seinen Vorlesungen beeindruckte er uns Studenten durch seine Versuche, die stets klappten, und seine leicht verständlichen Erläuterungen zu den Demonstrationen. In den Prüfungen war er sehr anspruchsvoll, darüber hinaus kannte er alle Studenten, die regelmäßig seine Vorlesungen besucht hatten, persönlich. Eine meiner Examensfragen betraf August Kekulé und seine in der Mitte des 19. Jahrhunderts sensationelle Erkenntnis der – bis dahin rätselhaften – Struktur des Benzols (Benzolring). Ich konnte die Fragen zufriedenstellend beantworten, denn Professor Helferich hatte uns damals sehr anschaulich in der Vor-*

*lesung erzählt, dass Kekulé, der ebenfalls in Bonn gelehrt
hatte, eines Tages einen Wachtraum hatte: Als er vor
seinem brennenden Kamin saß und die kreisenden
Funkenbahnen beobachtete, hatte er plötzlich die Vision
von einer Schlange, die sich in den Schwanz beißt;
in dem Moment wurde die Struktur des Benzolrings
»geboren«, an dem zuvor zahlreiche Wissenschaftler
gerätselt hatten. Die Schlange, die sich in den Schwanz
beißt, war von da an sein »Markenzeichen«; sie befindet
sich sogar auf dem Sockel seines Standbilds vor dem
Chemischen Institut in Bonn.
Professor Helferich machte uns Studenten damals klar,
dass zu langes Grübeln nicht immer die Lösung
bringt. Unbewusstes Abwägen führe meistens zu dem
richtigen Ergebnis. Diese Worte habe ich mir gut gemerkt,
und sie halfen mir, wenn ich bei der Arbeit nicht weiter-
wusste. Oft genug sind Kreativität und Intuition auch im
Arztberuf gefordert.*

Flucht von der Insel

Für den Chef eines großen Kölner Konzerns war Frau S.,
seine Vorzimmerdame, unersetzlich. An einem Morgen im
Jahr 1971 rief er aufgeregt in der Nervenklinik in Köln, in der
ich damals arbeitete, an und berichtete, dass seine Sekretärin während eines Diktats plötzlich zusammengebrochen sei,
gekrampft habe und Schaum vor dem Mund hatte; er habe
sich selten so hilflos gefühlt. Sie wurde sofort bei uns eingeliefert, und nach Abschluss aller Untersuchungen bestimmten wir dieses Ereignis als ersten Krampfanfall einer Epilepsie (Anfallsleiden). Nach kurzer Zeit wurde sie mit den
entsprechenden Medikamenten wieder nach Hause entlassen.

Wir rieten ihr, zunächst nicht Auto zu fahren. Sie rief mich einige Wochen später an und teilte mir mit, dass sie ihr vor dem Anfall gerade neu erworbenes Fahrzeug ohne großen Verlust hatte zurückgeben können. »Ich bin sehr traurig, dass ich nicht mehr Auto fahren kann, obwohl ich zwanzig Jahre damit gewartet habe, mir den ersten Wagen anzuschaffen. Aber ich habe ja eingesehen, dass ich mit einer Epilepsie andere Verkehrsteilnehmer gefährden würde.« Die weitere Betreuung der Patientin erfolgte durch einen niedergelassenen Facharzt. Für uns war ihre Krankheit eines jener Anfallsleiden, deren Ursache wir zu unserem Bedauern nicht klären konnten.

An einem Sommerabend, ein halbes Jahr später, rief Frau S. uns ganz aufgeregt an. Sie hatte ihren Sommerurlaub auf Norderney ganz plötzlich abgebrochen und die Insel fluchtartig verlassen. »Herr Doktor, bisher ging es mir so gut mit all den Medikamenten, aber nun habe ich das Gefühl, ich bin verrückt. Kann ich sofort zu Ihnen auf die Station kommen und Sie gleich einmal sprechen?«

Als sie im Krankenhaus erschien, war sie immer noch in leichter Panik und erzählte mir schließlich ihre Geschichte, die mir äußerst skurril vorkam: »Stellen Sie sich vor, seit meiner Kindheit fahre ich jedes Jahr in den Sommerferien in eine Pension auf der Insel Norderney, da bin ich wie zu Hause. Diese Tradition habe ich auch nach dem Tod meiner Mutter beibehalten und mich dort im Kreis von meist älteren Damen immer sehr wohl gefühlt. Vor einer Woche bin ich morgens beim Frühstück ›durchgedreht‹. Ich habe mit den Brötchen aus dem Korb die alten Damen um mich herum beworfen, habe sie als Zielscheibe benutzt. Ich weiß nicht, was über mich gekommen ist. Ich habe einen großen Schreck bekommen, bin nach draußen gelaufen, und ich weiß nicht, was dann geschah. Irgendwann war alles vorbei, ich muss wohl inzwischen etwas gegessen und getrunken haben. Bei den Damen, die ich gut kenne, habe ich mich entschuldigt und mich dabei furchtbar geschämt. Vor zwei Tagen passierte mir dasselbe wieder, und ich bewarf die Gäste erneut mit Brötchen. In der Pension entstand ein allgemeiner Aufruhr. Dann bin ich abgereist. Jetzt müssen Sie mir helfen, bitte! Ich weiß nicht, was mit mir los ist, ich erkenne mich nicht wieder – es kann doch nicht sein, dass ich mit meinen fünfundvierzig Jahren wie ein Flegel alte Damen mit Brötchen bewerfe!«

Meinen Vorschlag, sie gleich »an Bord« zu nehmen, nahm sie dankbar an, und ich berichtete kurz meinem Chef, Professor Scheid, über den Vorfall. Er erklärte daraufhin: »Ich komme gleich auf die Station und spreche mit Frau S. Das ist sicher eine ungewöhnliche Geschichte.« Dann bat er mich, in der Zwischenzeit sehr sorgfältig die Vorgeschichte zu eruieren. »Ein wenig Kriminalistik spielt immer eine Rolle. Das liegt Ihnen doch.« Damit hatte er meinen Ehrgeiz geweckt.

Die Sekretärin berichtete mir dann genauer über ihren Ferienaufenthalt. Sie hatte sich ein kleines Sportprogramm zusammengestellt und lief morgens eine Stunde am Strand entlang; dann kam sie zurück in die Pension und setzte sich etwas später an den Frühstückstisch. Ich fragte genauer nach und bekam Folgendes heraus: In ihrer Aufregung hatte sie bei unserem ersten Gespräch vergessen zu erzählen, dass sie, bevor sie in diesen »komischen Zustand« kam, ein plötzliches Heißhungergefühl, Unruhe und einen Schweißausbruch verspürt hatte. Diese Symptome schienen der Schlüssel zur Diagnose zu sein; sie lenkten meinen Verdacht auf einen Insulinüberschuss als Ursache für ihren Zustand und ihr Verhalten.

Als der Chef die Station betrat, fragte er mich, ob ich schon die entscheidenden diagnostischen Schritte unternommen hätte. Dies bejahte ich und wies auf den Anforderungszettel des Labors, den er aber nicht zu beachten schien. Mit einem freundlichen Lächeln begrüßte er Frau S. und sprach eine Entschuldigung aus: »Ich glaube, wir haben Ihnen Ihr Auto zu Unrecht weggenommen. Wir haben bei Ihnen eine Fehldiagnose gestellt.« Ich war sprachlos, denn die näheren Umstände des Vorfalls kannte er ja noch nicht. »Wir werden das morgen früh klären. Sie brauchen sich aber wirklich keine Sorgen zu machen, denn wir können Ihnen sicher helfen.« Dann bat er mich in einen Nebenraum, um den Fall kurz zu besprechen. Er wollte von mir wissen, welche Verdachtsdiagnose ich hätte, und fügte hinzu: »Es gibt nur eine Untersuchung, die uns weiterhilft.« Dabei betrachtete er mich aufmerksam, und mit einem kleinen Lächeln bemerkte er: »Ich glaube, Sie haben auf Ihrem Laborzettel schon den Lösungsvorschlag unseres gemeinsamen Problems festgehalten.« In der Tat hatte ich für den nächsten Morgen einen sogenannten Hungerversuch vorgesehen; bei diesem hungern Patienten unter strenger ärztlicher Aufsicht viele Stunden, wobei laufend der Blutzuckerspiegel kontrolliert wird.

An dieser Stelle wurde mir wieder einmal klar, welch ungeheure Erfahrung und Weitsicht unser Chef hatte. Er hatte für sich bereits gleich nach meiner Schilderung der skurrilen Ereignisse auf Noderney intuitiv die richtige Diagnose gestellt. Und tatsächlich: Bei dem Hungerversuch fiel bei Frau S. der Blutzuckerspiegel so stark ab, dass sie ein leichtes Schwitzen und eine innere Unruhe verspürte. Damit war klar, dass sie unter Hungerbedingungen krankhafte Unterzuckerungen entwickelte. Das sagte mir, dass sie einen insulinbildenden, gutartigen Tumor im Bereich der Bauchspeicheldrüse, einen sogenannten Inselzelltumor (Insulinom), haben musste. Die Angiografie (Gefäßdarstellung) der Bauchorgane ergab tatsächlich einen kleinen Tumor im Kopfbereich der Bauchspeicheldrüse, der vom Chef der Chirurgie, Professor Georg Heberer, erfolgreich operativ entfernt wurde. Damit war Frau S. geheilt, und wir konnten ihr wirklich versprechen, dass sie in ihrem Leben nie wieder mit Brötchen nach älteren Damen werfen würde.

Psychische Störungen können bei vielen Erkrankungen auftreten, wobei Angst und Unruhe wichtige Symptome sein können. Das sogenannte »Durchgangssyndrom«, das hier vorlag, mit Unruhe, Personenverkennung und halluzinatorischen Wahrnehmungen, ist eine körperlich begründbare Psychose.

Sicher gehört ein Insulinom zu den seltenen Tumoren, und es wird auch immer wieder berichtet, dass sie oft und auch über lange Zeit hinweg übersehen werden. Die Vielfalt der Symptome kann in manchen Fällen den Arzt auf eine falsche Fährte bringen, und es bewahrheitet sich hier wieder einmal die alte klinische Weisheit, dass eine sorgfältige Erhebung der Anamnese, das heißt intensives Fragen und Zuhören, sowie kreatives Überlegen wichtige Schlüssel zur Diagnose sind.

Carlo: *Vielleicht sollte ich tatsächlich doch noch mal einen Arzt aufsuchen, der meinen Insulinhaushalt unter die Lupe nimmt. Bevor auch ich noch mit Brötchen werfe ...*

Walter: *Ja, tu das unbedingt! Inzwischen erzähle ich Dir eine weitere Geschichte zum Thema »Kreativität«. Sie ist aus einem ganz anderen Grund wichtig, weil sie nämlich zeigen soll, dass der Arzt häufig auch den Rat anderer Kollegen oder Fachleute hinzuziehen muss; gemeinsam kommt man oft zu besseren Lösungen.*

Lehrerkind

An diesem Montagmorgen im Johanniter-Krankenhaus wusste ich nicht, wo mir der Kopf stand. Zwei Oberärzte waren auf einem Kongress, der erfahrene Assistent in der Ambulanz war erkrankt, und eine Notaufnahme folgte auf die andere. Im Wartezimmer waren alle Stühle besetzt, und die Visite wartete noch auf mich. Ich versuchte mich trotzdem nicht aus der Ruhe bringen zu lassen und wandte mich den nächsten Patienten zu.

Vor mir sitzt ein besorgtes Lehrerehepaar samt Tochter. »Wir sind ratlos und verzweifelt«, beginnt der Vater zu erzählen. »Tina ist so ein braves und fleißiges Mädchen, und jetzt das: Sie steht morgens nicht auf, weigert sich, in die Schule zu gehen, und schweigt. Sie schottet sich vollkommen ab, wir erreichen sie nicht mehr!« Ich schaue mir das Mädchen an: Starr und steif hockt sie auf ihrem Stuhl, das Gesicht blass und ausdruckslos wie eine Maske. Die Augen sind ins Leere gerichtet, sie nimmt keinerlei Blickkontakt auf, obwohl ich sie direkt anspreche. Auch auf einfache Fragen reagiert sie nicht. Für mich steht fest: Tina ist psychotisch. »Sie sind hier bei uns nicht richtig«, wende ich mich wieder den Eltern zu. »Ihre Tochter sollte in der Kinder- und Jugendpsychiatrie betreut werden.« – »Dort haben wir es versucht, aber die haben eine Wartezeit von sechs Wochen. Unser Hausarzt, mit dem wir gut befreundet sind, riet uns, Ihnen unsere Tochter vorzustellen. Sie müssen uns helfen, in vierzehn Tagen schreibt sie drei wichtige Klassenarbeiten, da muss sie einfach wieder fit sein!« Bei mir läuten alle Alarmglocken: Hat dieser Herr Oberstudienrat Dr. L. in Bezug auf seine kranke Tochter keine anderen Sorgen als ihre Klassenarbeiten? Ich frage die Mutter, seit wann sich Tina in diesem Zustand befindet, ob sie Zugang zu ihr hat und ob das Mädchen vielleicht Drogen zu sich nimmt. Außer »Guten Tag«

hatte die Mutter bisher nämlich noch nichts gesagt. Der Vater antwortet an ihrer Stelle: »Seit ungefähr drei Wochen verhält sich Tina so komisch, aber das Wort ›Drogen‹ verbitte ich mir im Zusammenhang mit meinem Kind!« – »Okay«, sage ich, »wir nehmen Ihre Tochter bei uns auf.« Ich verabschiede mich schnell und veranlasse die Aufnahme von Tina. Dieser Oberstudienrat hat mir gerade noch gefehlt!

Zur Vorgeschichte der Patientin: Tina, fünfzehn Jahre, hat noch zwei jüngere Brüder. Sie besucht zurzeit die 9. Klasse eines renommierten Gymnasiums, und sie ist eine ausgezeichnete Schülerin. Äußerlich hat sie wenig von einem heutigen Teenager. Sie wirkt recht konservativ, fast altmodisch.

Als ich ihre Zeugnisse sehe, bin ich von den exzellenten Noten beeindruckt. Dass hier Drogen im Spiel sein sollen, ist eigentlich kaum vorstellbar. Trotzdem führen wir ein Drogenscreening durch und erfahren, dass unsere brave, fleißige und wohlbehütete Tina »kifft«. In ihrem Urin ist eine größere Menge Haschisch nachweisbar. Damit klärt sich ihr Zustand als akute, körperlich begründbare Psychose auf. Wir leiten die medikamentöse Therapie ein – und bereits nach wenigen Tagen taucht sie wie aus dem Nebel auf, bleibt den Schwestern und uns Ärzten gegenüber aber immer noch verschlossen.

Nach etwa einer Woche sehe ich bei der Visite das junge Mädchen am Tisch sitzen. Auf Bett, Stühlen und Tisch liegen bunt verteilt Hefte, lose Blätter, Bücher, Stifte, Lineal und Zirkel. Sie hat das Krankenzimmer zur Studierstube umfunktioniert. »Hallo Tina, wie geht es dir heute?«, frage ich vorsichtig. – »Gut, aber stören Sie mich bitte nicht, ich muss arbeiten«, erwidert sie. »Also, mein liebes Kind, so geht das aber nicht. Wir sind hier im Krankenhaus und nicht in der Schule. Erst wenn du ganz gesund bist, darfst du wieder in deine Bücher gucken.« – »Ach, lassen Sie mich einfach in Ruhe! Diskutieren Sie mit meinem Vater darüber und nicht mit mir!« Sofort vertieft sie sich wieder in ihre Bücher. Solch ein Verhalten war mir bislang noch nicht begegnet; dieses Kind scheint wie besessen! Was tun? Plötzlich kommt mir die Idee, mich mit unserer Psychologin im Haus in Verbindung zu setzen.

»Man sollte einmal die Intelligenz des jungen Mädchens überprüfen«, meint diese daraufhin. Zweimal wird Tinas Intelligenz mit unterschiedlichen Verfahren gemessen. Der erste Test ergibt einen Intelligenzquotienten (IQ) von 93, der zweite einen von 91. Sie liegt also im unteren Durchschnitt. Gemeinsam mit der Psychologin gehe ich noch einmal Tinas Schulzeugnisse durch. »Was muss dieses arme Kind geschuftet haben, um bei diesem IQ solche hervorragenden Ergebnisse zu erzielen! Unter welch ungeheurem Druck muss es gestanden haben und immer noch stehen!«, sagt sie.

Eines Morgens bei der Visite bricht es wie ein Schwall aus Tina hervor: »Ich wollte doch meine Eltern nicht enttäuschen, ich musste in der Klasse einfach mithalten! Ich habe mir morgens um vier den Wecker gestellt, um in Ruhe zu arbeiten. Es sollte keiner merken. Doch dann wurden die Aufgaben in Deutsch und Mathe immer schwieriger, und ich fühlte, dass ich dem Ganzen nicht mehr gewachsen war. Mir ging es sehr schlecht. Meine Freundinnen schlugen mir daraufhin vor, es doch einmal mit Hasch zu versuchen. Ich habe tatsächlich Haschisch genommen, und es ging mir auch gleich besser. Irgendwie war mir die Schule dann auch ziemlich egal. Doch dann fiel ich in ein tiefes Loch; das Schlimmste waren die schrecklichen Bilder und Träume in der Nacht. Ich habe kaum noch geschlafen. Tagsüber war ich wie in einen Panzer eingezwängt.«

Wir klären Tina über die fatalen Folgen des Haschischkonsums bei Jugendlichen auf und versichern ihr, dass Drogen im Leben nie eine Lösung sind. »Du bist doch bisher gut ohne das verdammte Zeug ausgekommen«, sagten wir ihr.

»Wir glauben hier alle, dass du es bestimmt schaffen wirst. Die Schwestern haben dich beobachtet und waren von deiner Mithilfe auf der Station ganz begeistert.« In der Tat hatte sie ohne Aufforderung einfach mit angepackt und auf der Station geholfen.

Das anschließende Gespräch mit den Eltern gestaltet sich recht schwierig. Nach einer mühsamen Diskussion sieht der Vater schließlich ein, dass Tina seinetwegen unter einem ungeheuren Stress gestanden hatte, dass die gesamte schulische und familiäre Situation für sie unerträglich gewesen sein musste und sie aus diesem Grund zur Droge gegriffen hatte. Die Psychologin schlägt den Eltern vor, doch den Wechsel auf eine Realschule zu überlegen. Ich traue meinen Ohren nicht, als ich die letzten Worte des Oberstudienrats höre: »Aber mein Sohn, der J., der ist sehr, sehr begabt. Die Zeugnisse müssen Sie sich einmal ansehen!« Ja, hat dieser Mann denn überhaupt nichts begriffen?

Ein Jahr später kommt Tina noch einmal in unsere Klinik zu Besuch. Sie ist jetzt ein hübscher und fröhlicher Teenager in engen Jeans und kurzem bunten T-Shirt. »Ich freue mich schon, wenn die Schule vorbei ist«, sagt sie. »Ich habe ein Praktikum im Kindergarten gemacht und möchte Erzieherin werden. Übrigens, Herr Professor, Sie müssten mal mein letztes Zeugnis von der Realschule sehen. Super!«

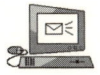

Walter: *Die nächsten Geschichten erzählen von ungewöhnlichen Ereignissen im Krankenhaus, bei denen Kreativität zum Einsatz kam – ganz ohne Medizin, aber mit positivem therapeutischen Effekt!*

Der mit Patientinnen tanzt

Das alte Evangelische Krankenhaus in Köln-Weyertal ist heute längst einem modernen Neubau gewichen. Das Haus genoss immer einen sehr guten Ruf in Bezug auf Pflege und medizinische Versorgung. Es diente in den Sechzigerjahren der Notfallversorgung der Kölner Stadtteile Lindenthal, Sülz und Klettenberg. Es wurden meist arme, ältere Leute aus diesen Bezirken ins Weyertaler Krankenhaus aufgenommen. Ich war dort Stationsarzt.

»Herrin« der Station Innere Medizin für Frauen war Schwester Hannchen, eine Diakonisse. Sie kannte fast jede Patientin und deren persönliches Umfeld. Das Charisma der Schwester gab ihren »Schützlingen« ein Gefühl von Sicherheit und Geborgenheit. Zu diesen gehörte auch Apollonia Schmitz.

Sie war vierundsiebzig Jahre alt, hatte schlohweißes Haar und tiefblaue Augen und musste oft wegen ihres schweren Herzfehlers stationär behandelt werden. Stets kam sie »auf den letzten Drücker«. Meine erste Begegnung mit ihr verlief ungewöhnlich: »Wo is dä Doktor Dammann?« Als ich ihr erklärte, dass ich jetzt der Stationsarzt sei, musterte sie mich mit kritischem Blick von oben bis unten. Dann kam die lakonische Bemerkung: »Kann ma nix dran maache.«

Ihre jetzt wieder einmal akut gewordene Herzschwäche hatten wir nach einigen Tagen unter Kontrolle. Bei der Morgenvisite drückte sie mir mit den Worten »He, en Kamellchen för Üch«! ein zusammengeknülltes Stückchen Papier in die Hand, das ich achtlos in die Kitteltasche steckte. Am Abend erinnerte ich mich an das »Kamellchen«, tastete ein rundes hartes Etwas durch das zerknitterte Papier und wurde von einem Fünfmarkstück überrascht. Gemessen an ihrer schmalen Rente war das in der damaligen Zeit eine sehr große Summe. Bei der Visite wollte ich auf ihr Geschenk zu sprechen kommen, sie unterbrach mich aber sofort mit den Worten: »Dat Arztjeheimnis is jet Feines.« Damit war jegliche Diskussion im Keim erstickt.

Ihr Mutterwitz half Apollonia Schmitz über jede Krise hinweg, und selbst wenn ihre Herzschwäche mit den spastischen Geräuschen schon bei der Einlieferung auf mehrere Meter Distanz zu hören war, kamen Sprüche wie: »Ich hören mich aan wie en Orjelspief (Orgelpfeife)…« Sie war oft bei uns auf der Station, und Schwester Hannchen hatte Apollonia besonders ins Herz geschlossen. Eines Tages eröffnete mir die Stationsschwester: »Wir müssen einen Besuch machen. Frau Schmitz hat Geburtstag.«

So zogen wir, Stationsschwester und Stationsarzt, in die Palanter Straße – mit einem Geschenkkorb, gefüllt mit Lebensmitteln, einer Flasche Rotwein, einem Veilchenstrauß und einer Kerze. Hoch oben unter dem Dach hauste Apollonia Schmitz in einer ärmlichen Mansardenbude, die im Sommer heiß und im Winter meist zu kalt war. An diesem Geburtstag glich ihre Behausung einem Taubenschlag. Es herrschte ausgelassene Fröhlichkeit. Unsere Patientin thronte auf einem alten, abgewetzten Ohrensessel und nahm mit flotten Sprüchen Glückwünsche und Geschenke entgegen, mühsam ihre Rührung verbergend. Alle Nachbarn wollten gratulieren. In diesem »Milieu« wurde mir klar, dass die Mitbewohner Apollonia Schmitz mit *allem* versorgten – wahre Nachbarschaftshilfe.

An einem Donnerstagmorgen im Februar glaubte ich, dass es ein Tag wie jeder andere sei. Beim Betreten der Station fiel mir aber sofort auf, dass etwas anders war: Die Schwestern waren zum Teil verkleidet, und als ich dann Karnevalsmusik aus den beiden großen Sälen, in denen jeweils zwölf Patienten lagen, hörte, wurde mir klar, dass heute einer der höchsten Feiertage Kölns – nämlich Weiberfastnacht – war.

Schwester Hannchen lehnte es ab, gemeinsame Visite zu

machen, und sagte: »Gehen Sie mal ruhig alleine.« Als ich mit meinen Krankenblättern im »Saal der Alten«, genannt der »Möhnensaal«, erschien, blieb ich sprachlos am Eingang stehen. »Jung, dun ding Krankeblädder fott«, wurde mir zugerufen, was so viel heißen sollte wie: Heute brauchen wir weder Krankenblatt, Visite, Medikamente noch Kontrollen. Heute ist Weiberfastnacht. Es wurde gesungen, es wurde gelacht, und die Stimmung blieb den ganzen Tag über in einem anhaltenden Hoch. Am Nachmittag fragte ich einmal scheu nach den Medikamenten und musste erfahren: »Hück bruche mer nix.« Das war das erste Mal, dass mir von Patienten demonstriert wurde, wie wichtig ein »drug holiday« (Medikamentenpause) sein kann – eine Maßnahme, die erst in späteren Jahren an Bedeutung gewann. Patientinnen, die am Vortag noch in einem jammernswerten Zustand waren und alle möglichen Klagen vorgetragen hatten, waren wie umgewandelt. Der Möhnensaal im Weyertal schien über Nacht wie verzaubert, in eine Mischung aus Kneipe und kleinem Tanzsaal. Trotz höchster medizinischer Bedenken kam ich nicht umhin, mit meinen Patientinnen anzustoßen, ich musste mitsingen, und dann wurde ich zu einem kleinen Tanz überredet. Dass eine herzkranke Patientin – es handelte sich natürlich um Apollonia Schmitz – und ein Arzt sich Walzer tanzend durch den Krankensaal einer Klinik bewegen, ist für einen Nichtkölner wahrscheinlich kaum nachvollziehbar.

Den ganzen Tag lang blieb dieser Krankensaal froh und ausgelassen. Lieder und Sekt taten ihr Übriges. Mit einem Schlag waren Einsamkeit, Krankheit oder Beschwerden vergessen. Selbst die Ahnung des nahen Todes wurde verdrängt, an diesem Tag lebten alle auf. Was hatte bei den kranken alten Damen das Stimmungshoch ausgelöst? Vielleicht die Erinnerung an unbeschwerte Jugendtage mit Singen und Tanzen, vielleicht an die erste Liebe. Vielleicht auch die starke emotionale Bindung an die Heimatstadt und vor allem der Funken Fröhlichkeit und guter Laune, der beim Karneval auf Jung und Alt überspringen kann. Der »drug holiday« war eine weitere Voraussetzung für das allgemeine Wohlbefinden, was damals noch nicht allgemein bekannt war. Oft habe ich in späteren Jahren gedacht: Hätte ich doch für einen verzweifelten, schwerkranken Menschen eine Pille, die ohne Nebenwirkung dieses Stimmungshoch vermitteln könnte!

Damals habe ich mithilfe der Schwestern etwas über Kreativität gelernt. Das Wohl der Patienten oder der Heilungsprozess selbst gelingt selten, wenn allein auf die Wirkung von Medikamenten vertraut wird.

Eine Rose für die Herzkranke

»Wir kennen uns nun fast zwanzig Jahre, wir könnten uns ruhig duzen. Ab jetzt bin ich für euch beide ›dat Ännchen‹!«

Oberarzt Dr. Norbert Fischer und ich müssen bei dieser Eröffnung sehr verblüfft ausgesehen haben, denn postwendend kam ihr Kommentar: »Wenn ich dann da oben auf der Wolke sieben sitze, kann ich einfach ›Nobi‹ oder ›Möbi‹ rufen. Im Himmel gibt es keine Titel. Es könnte ja bald mit mir zu Ende gehen, und im Übrigen sind wir doch immer gute Freunde gewesen!«

Die vierundachtzigjährige Anne (»Ännchen«) R. lebte seit Jahren im Altersheim, kümmerte sich um ihre Schwester und ihre Mitbewohner, organisierte Kaffeekränzchen und kleine Veranstaltungen und half anderen, wo sie konnte. Ihren Humor hatte die früh verwitwete Buchhändlerin selbst in harten Kriegs- und Nachkriegszeiten nie verloren, wie erzählt wurde. Ihr Ruf, andere in ihrem Leid zu trösten, war weit über das Heim hinaus bekannt.

Kurz vor Pfingsten nahmen wir sie als Notfall wegen einer

zunehmenden Herzinsuffizienz (Herzschwäche) auf. Ihre Schwester war gestorben. Zum ersten Mal schien es uns, als sei Ännchens Lebenswille gebrochen. »Mein Herz will nicht mehr mitmachen, die Plackerei bin ich leid. Ich werde euch wahrscheinlich zum letzten Mal hier im Krankenhaus zur Last fallen«, sagte sie. Wiederum müssen unsere Mienen Ratlosigkeit ausgedrückt haben. Zwei Herzinfarkte, eine schwere Lungenentzündung und die immer wieder bedrohlichen Blutdruckkrisen in der Vergangenheit hatten die Patientin zwar körperlich stark beeinträchtigt, doch ihren Lebensmut hatte das zu keiner Zeit brechen können. Jetzt hatte der Tod ihrer Schwester ihr eine Aufgabe genommen, und sie meinte: »Mich braucht keiner mehr!«

Obwohl wir ihr das Gegenteil beteuerten, konnten wir in medizinischer Hinsicht kaum widersprechen, ihr Herz schien tatsächlich inzwischen zu schwach geworden zu sein. Unsere besorgten Gesichter müssen etwas in ihr ausgelöst haben, denn plötzlich huschte ein kleines Lächeln über ihr Gesicht. Sie wirkte in dem Augenblick etwas verschmitzt, fast mädchenhaft. Dann flüsterte sie, begleitet von heftigem Atmen: »Ich muss euch etwas Dringendes sagen, kommt mal näher.« Rechts und links vom Bett stehend, hielten wir beide je eine Hand unserer Patientin, beugten uns zu ihr herab, und blitzartig bekam jeder von uns einen Schmatz auf die Wange. Und wiederum kam im Flüsterton: »Ein Bützchen in Ehren kann niemand verwehren!«

In den folgenden Tagen nahmen ihre Herzbeschwerden mit Atemnot und Herzrhythmusstörungen weiter zu. Am Pfingstsonntag wurde ich von den Schwestern der Station mit den Worten empfangen: »Ännchen wird wohl bald sterben, aber sie weigert sich, auf die Intensivstation verlegt zu werden. Sie müssen das mit ihr vielleicht allein besprechen.«

Ännchen R. bot ein Bild des Jammers. Die Haare hingen

schweißnass und wirr ins Gesicht. Sie hatte eine hechelnde, von Hustenanfällen unterbrochene Atmung und wiederholte flüsternd und abgehackt: »Ich habe plötzlich so große Angst. Ich will nicht auf die Intensivstation, ich will hier oben auf der Station 6B mit dem Blick auf meinen Drachenfels sterben!« Ich hielt ihre Hand, fühlte den unregelmäßigen und rasenden Puls und rückte die verrutschte Sauerstoffbrille wieder zurecht. In meiner Hilflosigkeit blieb mir nur noch eins: still neben ihr zu sitzen und zu warten. Therapeutisch hatten wir alles ausgeschöpft. Nach einiger Zeit atmete sie etwas ruhiger und dämmerte im Halbschlaf vor sich hin. Irgendwann öffnete die Stationsschwester vorsichtig die Tür, um einmal nach Arzt und Patientin, die inzwischen schlief, zu sehen. Wir wechselten vorübergehend die Plätze, und ich verließ das Krankenzimmer mit den Worten: »Bin gleich zurück.« Im Stationszimmer besorgte ich mir eine weiße Karteikarte und Stifte zum Malen und kehrte ins Zimmer unserer Patientin zurück. Ich skizzierte eine rote Rose, signierte das »Kunstwerk« und stellte es gut sichtbar auf ihren Nachttisch.

Als die Nachtschwester am Abend den Dienst übernahm, war sie über die Besserung von Ännchen R.s Zustand sehr verblüfft. Als sie die Patientin fragte, was denn gegenüber der letzten »schlimmen Nacht« diese plötzliche Besserung bewirkt habe, antwortete Frau R. mit bedeutungsvollem Gesichtsausdruck und ganz ernst: »Mir geht's viel besser … das hätten Sie gestern nicht erwartet … Ja, ja, das verdanke ich der modernen Rosentherapie.«

Ännchen R. verließ nach einigen Wochen das Krankenhaus und lebte noch zwei Jahre.

Carlo: *Das Rheinland lässt grüßen! Ich muss allerdings zugeben, dass ich angenehm überrascht bin. Ich stelle mir gerade die Szene vor, wie die Patientin Euch »Herren Ärzte« küsst …*
Increíble! Ich habe es meiner Familie erzählt. Du kannst Dir nicht vorstellen, wie die gelacht haben!

Walter: *Mach Dich ruhig lustig! Das konntest Du ja immer schon gut! Ich schicke Dir als Antwort einfach ein Zitat. Darin wird ebenfalls geküsst, allerdings umgekehrt. Die Episode stammt aus Tolstois »Krieg und Frieden«, ich habe sie im Buch des bekannten Arztes und Autors Dietrich Grönemeyer »Mensch bleiben« gefunden.*
»Der Arzt beugte sich tief über die Wunde, untersuchte sie und seufzte schwer. Dann gab er jemandem ein Zeichen. Und nun ließ ein quälender Schmerz im Inneren des Leibes Fürst Andrej das Bewusstsein verlieren … Als er wieder zu sich kam, waren die zerschmetterten Hüftknochen entfernt … und die Wunde verbunden. Als er die Augen wieder aufschlug, beugte sich der Arzt über ihn, küsste ihn schweigend auf die Lippen und entfernte sich eilig.«

Bei diesem Arzt – wie auch bei bestimmten Volksstämmen in Südamerika – ist das Küssen, im Sinne von »Mit-dem-Mund-Berühren« und »Atem-Einhauchen«, Heilmethode.

Das Leiden des Chemikers

Vor mir in der Notaufnahme der Kölner Nervenklinik saß ein älterer, etwas ausgezehrt wirkender weißhaariger Mann. Mühsam versuchte er, Haltung zu bewahren. »In meinem Leben habe ich viele Schmerzen ertragen müssen, körperliche und seelische.« Er hatte Schmerzen im Rücken-Schulter-Bereich und in beiden Armen, die in den letzten Tagen dramatisch zugenommen hatten. Er entschuldigte sich wortreich, dass er gerade am Samstagabend erschienen sei, und erklärte: »Seit mehreren Wochen renne ich von Arzt zu Arzt und war auch in mehreren Krankenhäusern. Alle Befunde sind bisher unauffällig, und ich fühle mich schon als Hypochonder. Aber heute sind die Schmerzen so stark geworden, dass ich nicht bis Montag warten konnte; bitte geben Sie mir ein Schmerzmittel!« Da der Patient bereits internistisch gründlich untersucht worden war, schlug ich ihm eine stationäre Aufnahme in die Klinik vor. »Wenn Ihr Schmerzmittel wirkt, können wir darüber in Verhandlung treten«, war seine Antwort. Ich stutzte einen Augenblick und glaubte einen sonderbaren Zug in seinem Gesicht zu erkennen, der dann aber nach einer kleinen Bewegung des Kopfes von einer heftigen Schmerzattacke unterbrochen wurde.

Das verabreichte Schmerzmittel wirkte. Der übliche Aufnahmeablauf war problemlos, und ich versprach Dr. S., dass wir uns bemühen würden, die Diagnose schnell zu klären. Er erwiderte: »Herr Doktor, nichts gegen Ihre Klinik, es geht mir auch nach dem Schmerzmittel schon besser, aber ich habe etwas dagegen, ›eingesperrt‹ zu sein.« Wieder der leicht seltsame Ausdruck in seinem Gesicht. Ich hatte das Gefühl, bei Herrn S. müsse man ein wenig auf der Hut sein, ohne dass mir damals klar war, worauf sich dieses Gefühl stützte.

Nach dem Wochenende ging es dem Patienten dank der Schmerztherapie besser, ohne dass die Ursache seiner

Schmerzen gefunden wurde. In solchen Fällen war es üblich, dass die Assistenzärzte der Klinik »mal eben« beim Neuroradiologen vorbeischauten, um ihn zu den Röntgenbildern zu befragen. Schon in vielen Fällen hatte er spontan die richtigen Ideen zur Diagnosefindung gehabt.

Wir betrachteten die Röntgenbilder des Patienten S., vor allem die der Wirbelsäule, eingehend. Dann forderte mich der Radiologe auf: »Zählen Sie doch mal die Halswirbelkörper!« Nachdem ich auf die Zahl sechs kam und ihn fragend anschaute, nickte er, damit war die Diagnose klar: Es fehlte ein Halswirbelkörper. Nur noch ganz schwach war für den Experten erkennbar, dass der mittlere Halswirbelkörper einmal vorhanden, jedoch durch ein Tumorleiden (ein Plasmozytom, d. h. eine bösartige Form von Blutkrebs) zerstört war. Die Erklärung für die Schmerzen war also gefunden.

Doch das war noch nicht alles. Bald erfuhr ich auch den traurigen Grund für das seltsame Verhalten von Herrn S. bei der Aufnahme und seine Abneigung gegen eine stationäre Behandlung. Bei den Gesprächen, die der Kollege aus der Neuroradiologie und ich mit ihm führten, kam stückchenweise folgende düstere Episode seines Lebens zutage:

Er war Jude und von 1943 bis zum Kriegsende 1945 in einem Konzentrationslager gewesen. Er hatte dort viele körperliche und seelische Schmerzen erlitten. Aus seiner Familie hatten nur seine Frau und eine Tante das Dritte Reich überlebt. Alle anderen waren umgekommen. Mit einem kummervollen Blick und leichtem Kopfschütteln murmelte er: »Das alles kann niemand mit dem Mantel des Vergessens zudecken.« Zu sehr waren ihm die Erlebnisse im KZ, vor allem die Todesangst und das Eingesperrtsein, in Erinnerung. Er zucke noch immer zusammen, wenn er unvermutet in hartem Ton angesprochen werde, sagte er. »Dann höre ich es wieder, dieses kalte und gnadenlose ›nach rechts raustreten‹, was den Tod bedeutete!«

In der Zeit seiner Gefangenschaft war er in tiefe Depressionen verfallen. Ein alter Rabbiner riet ihm daraufhin, er solle beten und vor allem um schöpferische Kraft bitten, um das Leiden zu überstehen. Diesen Rat berücksichtigte Dr. S. und gründete im Lager eine Theatergruppe. Und noch ein weiteres Mal bewies er Kreativität – zum Nutzen vieler Mithäftlinge: »Im Winter 1943/44 grassierte eine regelrechte Seuche im Lager. Alle meine Leidensgenossen litten unter heftigen Durchfällen. Dies war deshalb besonders gefährlich, weil sie ohnehin zu wenig zu essen erhielten und noch dazu völlig dehydriert waren. Medikamente stellte die Lagerleitung selbstverständlich nicht zur Verfügung.« Dr. S. besann sich trotz der schrecklichen Lage, in der sich alle befanden, seines Berufes als Chemiker. Er wusste, dass früher und auch heute noch gegen Durchfall Kohletabletten verordnet werden. Er machte sich also daran und stellte Holzkohle her, was sehr einfach war, und verteilte diese unter seinen »Patienten«. Die Durchfälle im Lager ließen sich so teilweise eindämmen, und er hat durch seine Initiative sicherlich manchem das Leben gerettet.

»Haben Sie vielleicht Zeit, mir den Test, der die Diagnose eines Plasmozytoms bestätigt, vorzuführen?«, fragte er mich, nachdem er seinen Bericht beendet hatte.

Gleich darauf standen Arzt und Patient im Labor, wo wir den Test noch einmal wiederholten. Dr. S. war ganz begeistert. Dabei verdrängte er die Konsequenz aus der Diagnose vollkommen und murmelte vor sich hin: »So einfach ist das, so einfach ist das. Warum ist man bloß nicht längst drauf gekommen?«

Ich blieb ihm die Antwort schuldig.

»Wissen Sie, es ist wie bei allen Naturwissenschaften«, sagte er dann. »Man muss den komplizierten Apparat von Untersuchungen und Tests oft vergessen und sich auf das Einfache besinnen. Dazu gehört allerdings viel Erfahrung –

und Intuition.« Dann sah er mich lange an und bedankte sich für die Demonstration.

Dr. S. wurde dann in eine andere Klinik verlegt und weiter behandelt. Bei seinem letzten Besuch bei uns hat er betont, dass es ihm zurzeit recht gut gehe und vor allem die Schmerzen gut zu ertragen seien. Drei Jahre hat er noch gelebt.

Walter: *Je länger ich mich mit meinem Buch beschäftige, umso wichtiger werden mir die beiden Begriffe Kreativität und Intuition. Ich stelle wiederholt fest, dass Kreativität und Intuition in der Medizin für den Patienten nicht nur notwendig, sondern durchaus auch lebensrettend sein können. Es sind Formen von Kommunikation, die über das übliche Miteinander zwischen Kollegen, Schwestern und Ärzten hinaus »heilbringend« sein können. Dazu gehört auch die Bereitschaft, die Meinung eines anderen zu respektieren und gelten zu lassen. Leider wird das von Schulmedizinern nicht immer befolgt, vor allem dann, wenn Patienten Heiler und Helfer in nicht streng medizinischen Bereichen aufsuchen. Deshalb möchte ich Dir gerne von unserer Zusammenarbeit mit einer Heilpraktikerin erzählen.*

Intuition der Heilpraktikerin

Der bekannte Notar N. hatte wegen seiner heftigen Bauchschmerzen einen langen und frustrierenden Weg von Krankenhaus zu Krankenhaus und Arzt zu Arzt hinter sich. »Sie haben ein Magenleiden, Sie müssen auf Diät leben, Alkohol meiden, und vor allem dürfen Sie nicht mehr rauchen«, hieß es immer wieder. Mit diesen Anweisungen, die er strikt befolgte, kam er jedoch nicht weiter. Die Schmerzen im Bauch – sie nahmen ständig zu – führten ihn schließlich zu der Heilpraktikerin Annette Neumeyer. Die Schulmedizin hatte sich auf die Diagnose »psychosomatische Beschwerden« zurückgezogen.

Nachdem die bekannte Heilpraktikerin aus Bad Honnef sich ausführlich seine Leidensgeschichte hatte schildern lassen und ihn untersucht hatte, kam sie zu folgendem Schluss: »Herr N., ich weiß nicht, was Ihnen fehlt, ich weiß auch nicht, ob es etwas Ernstes ist, aber von einem bin ich fest überzeugt: Wir müssen die Beschwerden weiter abklären. Ich werde Sie in eine Klinik überweisen.«

Als Annette Neumeyer mich anrief, war ich zunächst überrascht, dass eine Heilpraktikerin mir so dezidiert und zielsicher ihren Patienten ans Herz legte. Ich untersuchte Herrn N., indem ich ihn ausführlich abtastete, und stellte fest, dass er im rechten Oberbauch mit einer leichten Abwehrspannung reagierte, die bei weiterem Abtasten und der anschließenden Ultraschalluntersuchung auf einen großen Nierentumor hinwies. Solche Tumoren sind ohne Abtasten schwer festzustellen und wachsen oft innerhalb kurzer Zeit exponentiell. N. konnte jedoch erfolgreich operiert werden und lebte viele Jahre beschwerdefrei.

Eines Tages aber wurden die erneut auftretenden Schmerzen in der »alten« Schmerzregion so heftig, dass der Verdacht eines Tumorrezidivs (Wiederauftreten von Tumor wachstum) Herrn N. in Panik versetzte. Er suchte wiederum die Heilpraktikerin, seine Vertrauensperson, auf. Nach erneuter sorgfältiger Befragung und Untersuchung stellte sie fest: »Wahrscheinlich sind es Verwachsungen; ich glaube nicht an ein Tumorrezidiv, aber es muss operativ nachgesehen werden.«

Das taten wir wiederum, und: Es waren Verwachsungen.

Das »Bauchgefühl« der Heilpraktikerin war bei beiden Besuchen des Patienten richtig gewesen; es ist mit dem Begriff »Intuition« zu beschreiben. Es führte schließlich zu uns, den Schulmedizinern; und jetzt begann ein Prozess, der mit dem Begriff »Kreativität« umrissen werden kann. Wir haben nämlich den Ball, den sie uns mit ihrer Kooperation zugespielt hatte, aufgegriffen und ein Netzwerk entwickelt, das engagierte, sorgfältige und verantwortungsvolle Heilpraktiker mit in unser Krankenhaussystem einbezieht und uns über viele Jahre den Wert einer guten Zusammenarbeit zeigte, und zwar im gegenseitigen Respekt voreinander.

Carlo: *Da scheint sich bei Euch eine neue Entwicklung anzubahnen. Zu unserer Studienzeit und auch später war eine solche Form der Zusammenarbeit doch unmöglich. Bin gespannt, wie das weitergeht.*

Walter: *Heute werden Mediziner oft genug kritisiert, angegriffen, und leider kommt es immer wieder vor, dass Fehler in unsachlicher Weise diskutiert und publiziert werden. Natürlich können überall, wo Menschen tätig sind, Fehler passieren. Ein verantwortungsvoller und ehrlicher Arzt wird allerdings stets bemüht sein, Fehler zu vermeiden. Ein Fehler ist es, wenn Mediziner nicht auch alternative Heilmethoden respektieren. Die Patienten erwarten das heute, sie wollen, dass wir Kooperationsbereitschaft und Offenheit für neue Wege in der Heilkunst zeigen. Ich bin fest davon überzeugt, dass die Zusammenarbeit zwischen Heilpraktikern und Medizinern neu überdacht und verbessert werden muss. Anzeichen dafür gibt es heute ja bereits. Auch die nächste Geschichte zeugt davon.*

Die lachenden Augen

Zum ersten Mal begegnete ich Frau L. in der koreanischen Botschaft. Der Botschafter, einer meiner Patienten, hatte zu einem Essen eingeladen, und Frau L., die Ehefrau des Kulturattachés, war meine Tischnachbarin. Nicht nur, dass mir die koreanischen Gerichte ausgezeichnet schmeckten, es war auch dank meiner charmanten Tischnachbarin ein sehr vergnüglicher Abend. Frau L. war eine sehr geistreiche und humorvolle Dame, und über ihre Worte über die vermeintliche »Vormacht der Männer« habe ich danach eine ganze Weile nachgedacht. Was mir besonders auffiel, waren ihre lachenden Augen, und ich taufte sie insgeheim »Die lachenden Augen«. Wir trafen uns noch mehrere Male bei offiziellen Anlässen, und stets nahmen wir die Gelegenheit wahr, interessante Gespräche zu führen.

Eines Abends spät – seit meiner letzten Begegnung mit Frau L. war einige Zeit verstrichen – erhielt ich den Anruf einer niedergelassenen Psychiaterin: »Herr Kollege, heute war Frau L. bei mir, Sie kennen sie ja. Also, das Ganze ist doch sehr mysteriös. Sie erzählte, dass man bei ihr angeblich einen Verdacht auf Schizophrenie geäußert habe. Wenn Sie Zeit haben, kann ich Ihnen über den Fall ausführlich berichten.« Ich bat die Kollegin, zu erzählen. Sie begann: »Frau L. berichtete mir, dass sie sich ungefähr seit einem halben Jahr irgendwie unwohl fühle, ihre Leistungsfähigkeit rapide abgenommen habe und sie sich selbst sehr fremd vorkomme. Auch könne sie sich nicht mehr richtig konzentrieren, und während des Lesens schlafe sie immer wieder plötzlich ein. Kurzum, sie sei richtig komisch geworden, und ihre Kinder fragten immer wieder: ›Mama, was ist mit dir?‹ Man hatte ihr sogar unterstellt, dass sie gelegentlich zu viel trinke. Sie erkennt sich selbst nicht mehr wieder. – – – Herr Kollege, sind Sie noch am Apparat?« »Natürlich«, antwortete ich, »ich höre Ihnen genau zu. Eine kurze Zwischenfrage: Fiel Ihnen am Äußeren der Patientin etwas auf?« »Ja, schon. Mimik und Gestik waren reduziert, auch ihr Gang war recht unsicher. Sie hatte sich übrigens schon einer Reihe von Untersuchungen unterzogen. Auf Anraten ihres Hausarztes hatte sie vor längerer Zeit die Neurologische Klinik aufgesucht, denn es stand der Verdacht einer beginnenden MS (Multiplen Sklerose) im Raum. Doch der Verdacht konnte nicht bestätigt werden. Ebenso wurde ein Hirntumor ausgeschlossen. In der psychiatrischen Abteilung einer Klinik wurde Frau L. weiter untersucht, und man verschrieb ihr Psychopharmaka, da man eine Psychose vermutete. Eigentlich hätte sich nach diesem sehr effektiven Medikament ihr Zustand bessern müssen, aber der Erfolg blieb aus. Und so schickte man sie in psychotherapeutische Behandlung, und sie kam zu mir. Und nun, Herr Kollege, möchte ich, dass Sie sich Frau L. einmal ansehen, bevor wir eine lange, teure Psychotherapie beginnen. Wie schon gesagt, mir kommt das alles sehr eigenartig vor.«

Am nächsten Tag suchte mich Frau L. auf. Schon bei der Begrüßung fiel mir auf, dass sie schnell an mir vorbeihuschte und sich weit von mir entfernt auf einen Sessel setzte. Doch ich folgte ihr und bemerkte ihre äußerliche Veränderung: Ihre Augen lachten nicht mehr, und ein Blick auf ihre Fingernägel, die Lippen, die Ohren und vor allen Dingen die Bindehaut der Augen ließ mich erahnen, dass hier möglicherweise eine Blutarmut vorlag. »Herr Professor«, begann sie, »was ist nur mit mir los? Werde ich langsam verrückt?«

Die Psychiaterin hatte die richtige Idee gehabt, nicht einfach mit einer Psychotherapie zu beginnen, sondern Frau L. stattdessen noch einmal gründlich internistisch untersuchen zu lassen. Mögliche Blutarmut, psychotische Episoden mit Denk- und Wahrnehmungsstörungen und bedrückende Albträume lenkten meine Gedanken in eine bestimmte Richtung. »Frau L., ich glaube, wir können Ihre Augen bald wieder zum Lachen bringen«, sagte ich. »Wir werden jetzt ein Blutbild machen, und daraus können wir Rückschlüsse auf Ihre Krankheit ziehen.« Voller Angst sah sie mich an und fragte: »Kann es Blutkrebs sein?« Ich konnte sie beruhigen: »Das hätte man mit Sicherheit schon vorher festgestellt.«

Tatsächlich ergab die Blutuntersuchung, dass bei Frau L. eine Vitamin-B12-Mangelerkrankung vorlag, die zu diesen schweren Störungen geführt hatte. Als ich meiner Patientin die gesicherte Diagnose mitteilte und ihr eröffnete, dass wir ihr Leiden mit Vitamin-B12-Spritzen heilen könnten, trat zum ersten Mal wieder ein Lachen in ihre Augen.

Wir nahmen Frau L. sofort auf und begannen mit der Therapie, die auch erfolgreich war. Natürlich rief ich daraufhin die Kollegin an, bedankte mich und teilte ihr mit, dass sie wohl den »richtigen Riecher« gehabt habe – man könnte es auch Intuition nennen.

Anmerkung:
Eine Reihe von Krankheiten kann mit psychotischen Zustän-
den kombiniert sein. Nicht selten ist die seelische Veränderung
sogar das erste Symptom einer allgemeinen Erkrankung, wobei
Infektionen, Stoffwechselstörungen oder Vergiftungen, um nur
einige zu nennen, in Betracht kommen. Wenn sich die Krankheit
und ihre oft sehr unterschiedlichen Erscheinungsbilder schlei-
chend einstellen, kann es lange dauern, bis der Arzt zur richtigen Diagnose gelangt. Das ist dann unter Umständen sehr ver-
hängnisvoll.

Carlo: *Ich habe in meiner neuen Heimat immer wieder
medizinische Probleme im Freundes- und Verwandtenkreis
erlebt, bei denen gerade seelische Verletzungen oft eine
Rolle gespielt haben. Wird das denn heute bei Euch mehr
beachtet?*

Walter: *Du wirst darüber im Zusammenhang mit dem
nächsten und letzten Wegweiser, »Vertrauen«, mehr erfahren, ich will dem noch nicht vorgreifen. Wichtig ist mir
jetzt, eine Situation zu schildern, die ich in den Achtziger-
jahren im Himalaja erlebt habe und die mir geholfen hat,
künftig in ähnlichen schwierigen oder aussichtslos erscheinenden Fällen den Mut nicht sinken zu lassen. Ich
glaube, dass gerade in Grenzsituationen körperliche und
seelische Kräfte freigesetzt werden, die die Kreativität
fördern.*

Höhenrausch im Himalaja

Mit einigen meiner Bergsteigerfreunde unternahm ich 1984 unter der Führung meines Schweizer Freundes und erfahrenen Nepalkenners Bernhard Rudolf Banzhaf eine Trekkingtour im Himalaja. Sie führte uns ins Makalugebiet, wo wir mehrere Tage auf über 5000 Meter und eine Nacht auf über 6000 Meter Höhe verbrachten, um dann über zwei alpinistisch schwierige Pässe, Sherpani Col und West Col, ins Everestgebiet zu gelangen. Einige Jahre zuvor hatte ich bereits mit Schweizer Freunden eine Trekkingtour ins Everestgebiet – auf den rund 6500 Meter hohen Mera Peak – unternommen; als ärztlicher Begleiter hatte ich damals reichlich zu tun gehabt, um kleinere und größere Verletzungen vor allem der Sherpas zu versorgen.

Diesmal ging es deutlich dramatischer zu. Beim Abstieg am Abend in einem Eiscouloir verloren wir einen Korb mit unserem Benzinkocher, sodass wir kein Schmelzwasser mehr abkochen konnten. Fast vierzehn Stunden mussten wir ohne zu trinken verbringen. Zum Glück gelang es uns, den Kocher aus einer Gletscherspalte zu bergen. Endlich konnten wir wieder Schnee schmelzen. Ich riet meinen Freunden dringend, sehr vorsichtig und langsam zu trinken, obwohl sie unter höllischem Durst litten.

Mein Freund Hans J. hielt sich nicht an meinen Rat und trank eine große Menge Wasser. Als wir anderentags aufbrachen, klagte er über Kopfschmerzen, Übelkeit und Angst: »Ich weiß gar nicht, warum ich solche Angst habe. Schaut mal, wie meine Hände zittern. Ich habe immer noch so furchtbaren Durst.«

Auf dem Weg zum Amphu Laptsa blieb ich mit Hans etwas zurück. Als ich beobachtete, wie er sich dahinschleppte, befiel mich die schlimme Ahnung, dass er höhenkrank geworden sein könnte. Ich gab Hans die entsprechenden Medikamente, doch es half nichts. Im Lauf der nächsten Nacht entwickelte er ein Höhenlungenödem; er halluzinierte.

Was tun? Der Weg zurück hätte über sehr unwegsames Gelände geführt und war praktisch nicht gangbar; und vor uns lag der 5800 Meter hohe Amphu Laptsa. Am Morgen beschlossen Bernhard, Subas Singh Lama, der Führer der Sherpas, und ich, Hilfe zu holen. Wir sahen die einzige Überlebenschance für Hans darin, einen Helikopter zu organisieren. Zusammen mit einem der jüngeren Sherpas lief ich los. Ich lief viele Stunden bis zum Hillary-Hospital, schlief drei Stunden und setzte den Weg noch in der Dunkelheit der Nacht fort. Der Sherpa kehrte mit einer Sauerstoffflasche zu Hans zurück, während ich weiterlief mit dem Ziel, unbedingt bis nach Namche Bazar zu kommen, wo ich hoffte, einen Rettungshubschrauber organisieren zu können. Die Müdigkeit wurde langsam zum Problem.

Wach hielten mich dann schließlich Geschichten, die in meinem Kopf herumschwirrten, Geschichten, die heute noch so lebendig sind wie damals. In einer davon (»Wind, Sand und Sterne«) beschreibt Antoine de Saint-Exupéry den Kampf seines Freundes Guillaumet, der in den Anden notgelandet war. Fünf Tage und vier Nächte hatte er gegen Sturm, Schnee und Eis und Temperaturen bis −40 °Celsius gekämpft, vor allem aber gegen die Müdigkeit und die Angst, bei seinem Tod nicht gefunden zu werden. Schließlich hat ihn der Gedanke an seine Frau vorangetrieben: »Wenn meine Frau glaubt, dass ich lebe, dann glaubt sie, dass ich marschiere.«

Auch musste ich an den Gipfelsieg des Tirolers Hermann Buhl denken, die Erstbesteigung des Nanga Parbat (8125 m) am 3. Juli 1953 im Alleingang; sie gehört zu den einmaligen Leistungen in der Bergsteigergeschichte. Buhls Erlebnisse und sein einsamer Kampf haben mir Kraft gegeben.

Auch wenn beide Erlebnisse kaum mit meinem Einsatz vergleichbar sind – für meinen Weg vom Amphu Laptsa nach Namche Bazar waren sie letztlich eine große Hilfe.

Im Kloster Tengboche machte ich eine Pause und setzte mich zu den Mönchen, die ins Gebet versunken waren. Ich muss einen Augenblick eingenickt sein, denn plötzlich wachte ich aus einer Art von Tagtraum auf. Einer der Mönche führte mich dann nach draußen vor das Kloster, und seine Hand wies auf den Amai Dablang, den heiligen Berg. Was ihn dazu bewogen hatte, habe ich nie erfahren. Dann übermannte mich die Erinnerung an meinen Freund Guido Bumann, der 1983 bei der Besteigung dieses Berges zusammen mit zwei Begleitern abgestürzt war und den ich sehr vermisse. Sofort war ich wieder hellwach, und meine Intuition sagte mir: »Du schaffst es!«

Ich zog weiter nach Namche Bazar. In der dortigen Militärbasis bestand leider keine Möglichkeit, einen Rettungsflug zu organisieren. Ich war entsetzt. »Versuchen Sie es in Kathmandu«, riet einer der Offiziere. Mir blieb nichts anderes übrig, als meinen Lauf fortzusetzen. Ich war insgesamt sechsunddreißig Stunden unterwegs. Gelebt habe ich in dieser Zeit hauptsächlich von tibetischem Tee und im offenen Feuer gebackenen Kartoffeln, die ich auf dem Weg erwerben konnte. Zu meinem großen Erstaunen versetzten mich der Hunger und die Anstrengung in eine gewisse Euphorie, die meinen Lauf beflügelte und unerwartete Kräfte freisetzte. Heute würde man die Endomorphine als Erklärung mit heranziehen. Ich meine, dass mehrere Dinge zusammenkamen. Ang Kami, unser Sherpafreund aus Lukla, hat es damals am besten zusammengefasst: »Die Berggötter haben dir geholfen!«

Nach sechsunddreißig Stunden kam ich in Lukla an, einem Bergdorf auf 2860 Meter Höhe; ich konnte von dort nach Kathmandu fliegen und mit Unterstützung von Freunden in einer Schweizer Hilfsorganisation einen Helikopter organisieren. Hauptmann Khatri und ich flogen vom Militärstützpunkt mit einer Alouette zurück zum Pass, nachdem wir in Lukla zwischengetankt hatten. Am Mera Peak vorbei ging es zum Basislager und von da in vielen Runden über das schroffe Gebirge, um die Zelte unserer Freunde zu finden, die sich auf etwa 5800 Meter Höhe befanden. Bei laufendem Motor luden wir Hans, der jetzt das Vollbild des Höhenödems zeigte – starke Atemnot mit Husten, ein bläulich verfärbtes Gesicht und Angst –, in den Helikopter. Die Hilfe war rechtzeitig gekommen. Ich machte die Tour zurück nach Lukla ein zweites Mal zu Fuß, diesmal glücklich, dass Hans gerettet wurde.

Nach dem damaligen Stand soll es einer der höchsten Rettungsflüge mit einer Alouette gewesen sein.

Walter: *Mit dieser Geschichte einer glücklichen Rettung soll mein sechster Wegweiser enden (auch wenn der Kampf um Leben und Tod, wie Du Dir vorstellen kannst, bei Hans Wunden in seiner Seele hinterlassen hatte, die dann in einer langwierigen Therapie behandelt werden mussten).*
Nun schicke ich Dir noch die Checkliste für den Leser und Patienten – damit er sich der Kreativität seines Arztes stets vergewissern kann.

Checkliste

KREATIVITÄT –
Gibt der Arzt seiner Intuition
genügend Raum?

1. Habe ich das Gefühl, dass mein Arzt und sein Team sich weiterbilden?

2. Fragt er andere Experten nach ihrer Meinung?

3. Akzeptiert er alternative Heilmethoden, oder lässt er allein die Schulmedizin gelten?

4. Sucht er kreativ nach Lösungen?

5. Habe ich das Gefühl, seinen Eingebungen trauen zu können?

Zwei Dinge verleihen der
Seele am meisten Kraft:
Vertrauen auf die Wahrheit und
Vertrauen auf sich selbst.
SENECA

Der siebte Wegweiser: Vertrauen

Vertrauen zwischen Patient und Arzt ist die Voraussetzung für jede Form der Zusammenarbeit.
Erfahrung, fachliche und soziale Kompetenz, Urteilsvermögen und eine ständige Weiterbildung des Arztes sind die Basis für eine wirksame Vertrauensbildung. Wie sie sich vollzieht, hängt von der Persönlichkeit des Arztes ab. Menschlichkeit muss bei allen Prozessen im ärztlichen Handeln führend sein. Damit fühlt sich der Patient bei seinem Arzt gut aufgehoben. Umgekehrt muss auch der Arzt seinem Patienten vertrauen können.
Jeder Arzt muss sich darüber im Klaren sein, dass Vertrauen und Angst in vielen Fällen eng nebeneinander liegen. Ein distanzierter, gleichgültiger oder auch überlasteter Arzt kann leicht Unsicherheit oder sogar Angst beim Patienten erzeugen.
Vertrauen zu schaffen ist für jeden Menschen, insbesondere aber für den Arzt, ein ständiger Lernprozess.

Walter: *Lieber Carlo, zu diesem siebten und letzten Wegweiser erst einmal zwei Geschichten. Du wirst gleich sehen, was sie mit Vertrauen zu tun haben.*

Nachtzug nach Bonn

Während meiner Zeit am Johanniter-Krankenhaus fragte ich mich oft, warum mir hoch geschätzte Politiker als Patienten Vertrauen entgegenbrachten. Ich erklärte es mir damit, dass unser Krankenhaus nur wenige Minuten vom Regierungsviertel entfernt lag.

Zu diesen Politikern, die mir während meiner Zeit am Johanniter-Krankenhaus großes Vertrauen entgegenbrachten, gehörte auch Hans »Johnny« Klein. Johnny Klein war Anfang der Sechzigerjahre Presseattaché an den deutschen Botschaften in Jordanien, Syrien, Irak und Indonesien gewesen. Danach wurde er pressepolitischer Referent beim damaligen Bundeskanzler Ludwig Erhard. 1976 wurde er in den Deutschen Bundestag gewählt: Zwei Jahre war er Bundesminister für wirtschaftliche Zusammenarbeit, um dann 1989 als Bundesminister für besondere Aufgaben die Leitung des Presse- und Informationsamts der Bundesregierung zu übernehmen. 1990 wurde er Vizepräsident des Deutschen Bundestages.

Nach der Behandlung eines harmlosen Infekts führten Johnny Klein und ich ein längeres Gespräch, und er meinte: »Ich glaube, Sie haben ein ähnliches Arbeitspensum wie ich. Sind Sie zufrieden hier im Krankenhaus?« Ich bejahte das und sagte ihm, dass ich mich sehr wohl in dem Krankenhaus und mit der Arbeit fühle, schränkte dann aber etwas ein:

»Wenn nur das ›Fernweh‹ nicht wäre.« Johnny Klein sah mich einen Augenblick nachdenklich an, dann sagte er: »Ich glaube, dass Heimweh noch viel stärker ist.« So kamen wir auf die Zeit zu sprechen, die ich in Schlesien während der Kinderlandverschickung verbracht hatte. Er erzählte von seiner Heimat Mährisch Schönberg und dass er sehr früh Mutter und Vater verloren hätte. Diese Gespräche waren mehr als die übliche Familienanamnese, es war die Geschichte eines Frühwaisen und die einer Vertreibung. Auch sein Bericht über die Ereignisse, die er als Pressechef der Olympischen Spiele 1972 in München beim Attentat auf die israelische Olympiamannschaft erlebt hatte, bleibt mir unvergessen.

Johnny Klein gehörte zu den Patienten, von denen ich viel erfahren und gelernt habe. Sein Humor und sein Einfallsreichtum waren in der Bonner Szene gut bekannt.

Gemeinsam mit Kollegen aus München betreute ich Johnny Klein mehrere Jahre. Eines Morgens, am 7. November 1996, war er gerade mit dem Nachtzug aus München in Bonn angekommen, und sein Fahrer hatte ihn direkt ins Büro gefahren. Seine langjährige Mitarbeiterin Uta Martensen erwartete ihn schon im Büro und erschrak, als sie ihn sah. Sie bestand darauf, dass er sofort ärztlich untersucht werden müsse, und begleitete ihren Chef voller Sorge zu uns ins Johanniter-Krankenhaus.

Als ich um sieben Uhr die Klinik betrat, wurde ich vom diensthabenden Arzt informiert, dass Johnny Klein notfallmäßig auf unsere Intensivstation aufgenommen worden sei. Ich eilte auf die Station und begrüßte den Patienten. Er sah wirklich sehr schlecht aus: totenblass, kaltschweißig und schmerzgequält. Nachdem ich ihm ein Schmerzmittel verabreicht hatte, erzählte er, dass er im Zug plötzlich heftige wellenförmige Schmerzen in der Brust bekommen hatte, die bis zum Rücken und zum Hals ausstrahlten. Schmerztabletten halfen nur wenig und auch nur für kurze Zeit. Der Schlafwagenschaffner kümmerte sich um ihn und brachte immer wieder warmen Tee, der ein wenig Linderung verschaffte. Kurz vor Mannheim wollte er schon einen Arzt rufen lassen, denn plötzlich sei seine Brust wie zugeschnürt gewesen, und es habe ihn große Angst überkommen. Tausend Gedanken seien ihm durch den Kopf gegangen, vor allem Gedanken an seine Familie. Was wäre, wenn ihm hier im Schlafwagenabteil etwas passierte? Das Angstgefühl nahm zu. Zum Glück habe der Schaffner wieder nach ihm gesehen und noch heißeren Tee gereicht. Bereits nach dem ersten Schluck seien Schmerz und Panik vorbei gewesen. So habe er die Nachtfahrt nach Bonn leidlich überstanden.

»Und nun bin ich hier. Bitte, Herr Möbius, ich muss schnell etwas haben, damit ich die heutige wichtige Sitzung wahrnehmen kann, denn seit einer halben Stunde habe ich ein komisches schwirrendes Gefühl in der Brust.« Ich fühlte seinen Puls und legte ihm die Hand auf die Brust. Tatsächlich konnte ich ein Vibrieren fühlen. Für mich war das die höchste Alarmstufe.

Im EKG stellten wir einen schweren Herzinfarkt fest. Ein genaueres Abhorchen des Herzens und die Echokardiografie weckten in mir sofort einen fürchterlichen Verdacht: War es eine Septumruptur (Einriss der Herzscheidewand)? Wir nahmen sofort Kontakt mit den Kollegen der Kardiologie und Kardiochirurgie der Universitätskliniken auf dem Bonner Venusberg auf. Inzwischen war Johnny Kleins Sohn verständigt worden, der gerade in Bonn war, und wir erklärten ihm die Befunde und unsere Verdachtsdiagnose. Dann verlegten wir den Patienten in die Uniklinik. Beim Abschied fragte er mich: »Sind Sie sicher, dass Ihre Maßnahmen wichtiger sind als meine Sitzung?« – Das war Johnny Klein, wie er leibte und lebte! Er fuhr fort: »Nun gut! Ich habe großes Vertrauen in die Medizin. Ich glaube aber, noch wichtiger ist Gottvertrauen. Ich bin froh, dass mich mein Sohn begleitet.«

Er wurde sofort operiert, es war eine dramatische Operation, die kaum Aussicht auf Erfolg bot. Der Chef der Kardiochirurgie bestätigte, was ich schon befürchtet hatte: einen Einriss der Herzscheidewand. Bei meinem Besuch auf der Intensivstation erklärte er mir den Befund sowie den tragischen Verlauf der Operation; unser gemeinsamer Patient liege im Koma und sei wohl leider nicht mehr zu retten. Am Krankenbett traf ich ein paar Tage später Ehefrau Ira Klein und seinen Sohn. Lange haben wir dort still zusammen gestanden.

Johnny Klein lag noch viele Wochen, ohne das Bewusstsein wiedererlangt zu haben, auf der Intensivstation und ist dann verstorben.

Wir waren alle sehr traurig, diesen Patienten zu verlieren.

Der historische CDU-Parteitag

Dr. Helmut Kohl kannte ich seit 1981 gut. Er war ein Mann von guter Gesundheit. Gelegentliche harmlose Beschwerden konnten in Zusammenarbeit mit seinem Hausarzt stets nach kurzer Behandlung behoben werden.

Im September 1989 hatte ich mehrere Gespräche mit Kohl, die auch seinen politischen Weg und insbesondere sein Ziel, die Wiedervereinigung Deutschlands, betrafen. In dieser Zeit entnahm ich der Presse Gerüchte von einem »nahen Ende« seiner Zeit als Vorsitzender seiner Partei. Seine Kritiker – darunter Lothar Späth, Rita Süssmuth und Kurt Biedenkopf – planten seine Ablösung. In mehreren Zeitungen wurde insbesondere die Frage diskutiert, ob Heiner Geißler oder Helmut Kohl stärker sei.

Einige Tage vor dem CDU-Parteitag in Bremen vom 11. bis 13. September 1989 hatte Helmut Kohl mich kurz wegen Blasenbeschwerden konsultiert. Zeit für eine eingehende

Diagnostik war wegen der bevorstehenden Großveranstaltung nicht gegeben. In der folgenden Nacht kam sein Anruf: »Ich bin allein hier im Kanzlerbungalow. Ich habe unerträgliche Schmerzen im Bauch!« Ich bat ihn, gleich ins Johanniter-Krankenhaus zu kommen, und machte mich selbst eilig auf den Weg dorthin – vermutlich unter Missachtung der Geschwindigkeitsbeschränkungen auf der B9. Zusammen mit Schwester Sabine, die mir assistierte, konnte ich den leidenden Kanzler schnell mittels Blasenkatheter von seinen Qualen befreien. »Was für ein Geschenk!«, erklärte er.

Die notwendige Operation wurde wegen des bevorstehenden Parteitages erst einmal verschoben. »Ich kann es mir jetzt nicht leisten, krank zu sein. Ich fahre nach Bremen!«, hatte der Kanzler unmissverständlich erklärt.

Ein solches Forum ist der geeignete Ort, um einen Parteivorsitzenden zu stürzen. Dies vor allem dann, wenn die Delegierten glauben, der Chef sei durch die lange Regierungszeit abgenutzt und dazu noch durch eine Erkrankung geschwächt. Helmut Kohl bat mich, ihn auf den Parteitag zu begleiten. Ohne dass es ausgesprochen wurde, war mir klar, welches Vertrauen er zu mir hatte. Ich begleitete ihn nach Bremen, und viele fragten sich, wer »dieser neue Mitarbeiter« wohl sei.

In der Nacht bevor der Parteitag begann, passierte etwas Unvorstellbares. Ungarn hatte beschlossen, seine Grenze nach Österreich für DDR-Bürger zu öffnen. Vor der Presse konnte Helmut Kohl verkünden: »Vor wenigen Minuten hat der ungarische Außenminister Gyula Horn die Entscheidung seiner Regierung bekannt gegeben, alle in Ungarn weilenden DDR-Bürger in ein Land ihrer Wahl ausreisen zu lassen.« Was für ein Ereignis! Tags darauf hielt Helmut Kohl dann seine große programmatische Rede. In seiner Rede sagte der Kanzler sehr deutlich, dass er Parteivorsitzender bleiben wolle. Er sprach sehr eindringlich und in der Tonart, die man von ihm gewohnt war. Er war glücklicherweise frei von Fieberschüben und Schmerzen. Und er wurde mit großer Mehrheit wiedergewählt.

Bezeichnenderweise fiel in diesen ereignisreichen Tagen das Stichwort »Menschlichkeit« – diesmal im politischen Zusammenhang. In dem Dankestelegramm des Bundeskanzlers vom 12. September 1989 an den ungarischen Regierungschef, Seine Exzellenz Miklós Németh, heißt es unter anderem: »Für den großartigen Akt der Menschlichkeit möchte ich Ihnen im Namen aller Deutschen auf das Herzlichste danken …«.

Preis für Vertrauen

Am 20. Juni 2006 sollte Helmut Kohl vom spanischen König Juan Carlos I. der Europäische Preis »Karl V.« in Yuste (Spanien) überreicht werden.

Vier Tage vor diesem bedeutenden Ereignis erreichte mich ein Anruf der Lebensgefährtin von Helmut Kohl: »Hier spricht Maike Richter. Ich mache mir ernste Sorgen um Helmut. Er soll in wenigen Tagen in Spanien einen wichtigen Preis aus den Händen des Königs erhalten, hat derzeit aber große Probleme mit seinem rechten Knie, und wir haben mit den behandelnden Ärzten bereits überlegt, ob Helmut diese Reise überhaupt antreten kann. Vor allem die jetzt so starken Schmerzen und das Fieber bereiten mir Kummer. Ich bin etwas ratlos, vor allem, da die Preisverleihung an einem abgelegenen Ort stattfindet und die Reise sicher sehr strapaziös wird. Andererseits können wir diesen Termin doch auch so kurzfristig nicht mehr absagen. Darf ich Sie daher bitten, mit den behandelnden Ärzten Kontakt aufzunehmen? Sie kennen Helmut doch als Arzt seit vielen Jahren.«

Ich setzte mich mit den Kollegen in Verbindung, und wir

kamen überein, erst einmal ganz normal weiterzubehandeln. Die Entscheidung, ob Helmut Kohl die Reise zur Preisverleihung würde antreten können, wollten wir vom Krankheitsverlauf abhängig machen und noch zwei Tage verschieben.

Am Sonntagmorgen rief mich Maike Richter erneut an: »Es geht Helmut bereits besser, und wir wollten Sie fragen, ob Sie nicht als ärztlicher Begleiter – wie bei früheren Kanzlerreisen – mitfahren könnten? Ich selbst bin beruflich so stark eingebunden, dass ich nicht mitreisen kann. Helmut setzt großes Vertrauen in Ihre Hilfe.« Für meine prompte Zusage bedankte sich Helmut Kohl so herzlich und aufgeräumt, dass ich die Besserung schon an seiner Stimme erkennen konnte.

Am Montag ging die Reise nach Madrid los, und am Nachmittag erreichten wir das Parador-Hotel von Plasencia, in einem Kloster aus dem 15. Jahrhundert untergebracht. Dort traf Helmut Kohl seinen Freund Felipe González Márquez, den ehemaligen spanischen Ministerpräsidenten, zu einem längeren privaten Gespräch. Am späteren Abend fand dann die offizielle Begrüßung durch den Direktor der Europäischen Akademie der Yuste-Stiftung, den Präsidenten der Landesregierung Extremadura und Präsidenten der Stiftung sowie die Mitglieder der Europäischen Akademie von Yuste statt. Am Tag darauf, am Dienstag, erfolgte die feierliche Verleihungszeremonie. Felipe González hielt die Laudatio auf seinen Freund Bundeskanzler a. D. Dr. Helmut Kohl, der spanische König Juan Carlos I. überreichte Kohl den Preis »Karl V.« für seine Verdienste um das »Haus Europa«, und der Preisträger selbst beeindruckte durch seine Dankesrede.

In Spanien wurde diese Feierlichkeit als wichtige Ehrung verstanden und begangen. Für mich sind die Preisverleihung durch den spanischen König, die freundschaftlichen Gespräche mit Felipe González, mit den Mitgliedern der Stiftung und auch mit dem Abt des Klosters in Yuste bis heute ein bleibendes Erlebnis. Es war für mich ganz offenkundig, dass der ehemalige Bundeskanzler Helmut Kohl für die deutsch-spanische Freundschaft geehrt werden sollte.

Ich selbst war sehr froh, dass meine verantwortungsvolle Begleitung auch etwas mit seinem Vertrauen in mich zu tun hatte. Während der ganzen Zeit in Spanien war Helmut Kohl glücklicherweise wohlauf und beruhigt – er wusste, im Fall eines Rückfalls wäre der »Mediziner-Lotse« sofort zur Stelle gewesen.

Am folgenden Mittwoch trafen wir wohlbehalten in Frankfurt am Main ein, wo uns eine Anzahl von Freunden begrüßte und Helmut Kohl beglückwünschte. Seine Lebensgefährtin Maike Richter nahm mich abends beiseite: »Ich danke Ihnen sehr für Ihre Hilfe, Sie haben mir eine große Sorge abgenommen.«

Walter: *Ich habe das Kapitel mit diesen Geschichten begonnen, weil viele Politiker in meinem Leben eine wichtige Rolle gespielt haben. Voraussetzung für das Vertrauen, das sie mir entgegenbrachten, war mein großer Respekt vor ihnen. Johnny Klein hat zu uns Ärzten ein gutes Verhältnis gehabt, aber am Ende seines Lebens eindrucksvoll vor allem auf Gott vertraut. Der Bremer Parteitag war für mich als Begleiter des Bundeskanzlers sicher eine ganz besondere Aufgabe als Arzt. Ich habe damals viele vollkommen neue Erfahrungen gemacht. Menschlichkeit erschien mir wie eine Brücke, die Medizin und Politik und alle Bereiche des Lebens verbinden sollte. Ohne Vertrauen trägt sie nicht.*

Carlo: ... *und dass Helmut Kohl großes Vertrauen zu Dir hat, weiß ich inzwischen auch. Beide Geschichten habe ich mit Spannung gelesen. Im Übrigen finde ich den Begriff des Lotsen recht passend.*

Walter: *Ohne Vertrauen, das weißt Du genauso gut wie ich, können wir im täglichen Leben nicht auskommen. In allen Berufen, die mit Gesundheit und Krankheit zu tun haben, ist Vertrauen die Grundlage für Helfen und Heilen. Das sollen auch die nächsten Geschichten verdeutlichen.*

Verlust der Sprache

An einem Nachmittag im Spätherbst rief uns voller Panik die Sprechstundenhilfe eines Kollegen aus Bad Godesberg an: »Mein Chef sitzt am Schreibtisch, er reagiert überhaupt nicht und ist wie erstarrt. Sein Blick ist so leer, und erst nach heftigem Schütteln gibt er nach ein paar Minuten unverständliche Laute von sich. Auch fuchtelt er so merkwürdig mit seinen Händen herum. Was sollen wir nur machen?« Wir schickten sofort einen Notfallwagen in die Praxis von Dr. M.

Was war geschehen? Obwohl das Wartezimmer der Praxis schon morgens überfüllt war, musste Dr. M. einen Notfallpatienten in die Universitätsklinik begleiten. Als er später wieder seine Räume betrat, erwarteten ihn dort zahlreiche ungeduldige Patienten und noch mehr Telefonanrufe. Die Mitarbeiter berichteten, dass sie ihren Chef noch nie so gehetzt und fahrig erlebt hätten. Dabei war er gerade für seine Ruhe und Besonnenheit bekannt. Und auf einmal, mitten in der Sprechstunde, hatte ihn wie aus heiterem Himmel ein Zustand der Sprachlosigkeit überfallen.

Wir nehmen Dr. M. sofort bei uns auf. Seine Frau ist in

großer Sorge: »Was ist mit meinem Mann los? Warum spricht er nicht? Warum verhält er sich so seltsam?« Die erste Diagnose des Notarztes hatte »psychischer Ausnahmezustand« gelautet. Doch die weiteren Untersuchungen bei unserem Kollegen ergeben eine heftige Blutdruckkrise, die zu einem Schlaganfall geführt hatte. Dieser hatte den Ausfall des motorischen Sprachzentrums verursacht.

Alle Handlungen der Pflegenden und Ärzte verfolgt Dr. M. mit weit aufgerissenen, angstvollen Augen. Immer wieder hebt er hilflos seine Arme hoch und richtet sich auf. Tränen rollen über seine blassen Wangen. Er scheint uns genau zu verstehen. Mit einfachen Worten wende ich mich an ihn: »Herr Dr. M., keine Angst! Das wird wieder besser. Sie haben eine Blutdruckkrise. Sie können zwar im Moment nicht sprechen, aber wir wissen, dass Sie uns verstehen können. Wir erklären Ihnen unsere weiteren diagnostischen Schritte und die anschließende Therapie. Bitte nicht Mut und Vertrauen verlieren! Wir kriegen das wieder hin.« Nach einiger Zeit wird unser Patient ruhiger, auch Puls und Blutdruck normalisieren sich. Er sinkt in das Kissen zurück, drückt uns allen dankbar die Hand und murmelt völlig unverständliche Worte. Immer wieder hebt er zum Sprechen an, um dann doch resigniert aufzugeben.

Achtundvierzig Stunden später hat er seine Sprache wiedererlangt. Die Nachtschwester berichtet, dass er am frühen Morgen wenige Worte gesprochen habe. Später bei der Visite begrüßt er uns: »Guten Morgen! Gott sei Dank! Sie hatten meinen Zustand gleich erkannt.«

Wir konnten Dr. M. bald wieder nach Hause entlassen. Beim Abschlussgespräch war er wieder der besonnene, erfahrene Arzt: »Nicht sprechen zu können ist ein grauenhafter Zustand! Das habe ich in der Praxis auch bei meinen Patienten erlebt. Man ist hilflos und ausgeliefert! Ich habe Sie alle verstanden, nur sagen konnte ich nichts. Ich fühlte mich wie gefangen. Es war einfach schrecklich! Noch einmal vielen Dank für Ihre tröstenden – und richtigen – Worte.«

Der Bahnhofsarzt

Ich war sogar schon einmal Bahnhofsarzt, wenn auch auf einem sehr kleinen Bahnhof: dem Bahnhof Rolandseck. Dieser »Wilhelminische Prunkbahnhof« in der Nähe von Bonn, von dem Kunstsammler und -förderer Johannes Wasmuth vor dem Verfall gerettet, war in den Sechzigerjahren Treffpunkt für Künstler aus aller Welt geworden, an dem Regierungsmitglieder, Vertreter des diplomatischen Korps, Studenten und viele Kunstinteressierte aus der Bevölkerung zusammenkamen. Johannes Wasmuth selbst kam zum ersten Mal Anfang der Achtzigerjahre als Patient zu mir. Ich habe ihm damals offensichtlich geholfen, denn seit dieser Zeit lud er mich stets zu den begehrten Veranstaltungen im Bahnhof Rolandseck ein. Nachdem ich ihm für die außerordentliche Art der Honorierung gedankt hatte, wussten wir, was wir voneinander zu halten hatten. Das war der Grundstein zu einer langjährigen Verbundenheit. Nicht selten rief er mich vor Konzerten, die im Bahnhof Rolandseck gegeben wurden, an und bat mich, dem einen oder anderen großen Künstler medizinisch zur Seite zu stehen – in meiner Funktion als Bahnhofsarzt.

Die Hände von Swjatoslaw Richter

In einer Nacht im Februar 1988 erreichte mich ein telefonischer Hilferuf von Johannes Wasmuth: »Können Sie uns helfen? Können Sie sofort in das Hotel Dreesen kommen? Der berühmte russische Pianist Swjatoslaw Richter hat große

236

Schmerzen in seinem geschwollenen Bein – und das einen Tag vor seinem ersten großen Konzert nach langer Rekonvaleszenzphase; er hat einen schweren operativen Eingriff hinter sich.« Ich hörte an der Stimme von Johannes Wasmuth, dass mehr durchklang als das gewohnte Temperament; da war Sorge, fast Panik.

Im Bett des Hotelzimmers lag eine kräftige, fast athletische Gestalt mit schmerzgequältem Gesicht, beherrscht von zwei großen, traurigen Augen, die mich ausdrucksvoll ansahen. »Das ist Professor Möbius«, sagte Johannes Wasmuth, und mit unverkennbarem slawischen Akzent erklang die Anmerkung: »Ich komme aber nicht mit Ihnen ins Krankenhaus.« Er reichte mir trotzdem die Hand, und ich stellte fest, dass diese Hand selbst für diesen kräftigen Körper außerordentlich groß und muskulös war. Über diese kräftigen und dennoch so sensiblen Hände lernte ich über die Jahre den Menschen und Künstler immer genauer kennen und war sehr beeindruckt von ihm.

Hände und Augen erzählen dem Arzt mehr über die Leiden eines Menschen als jedes technische Hilfsmittel. Und dieser Mann litt unter starken körperlichen Schmerzen, aber viel mehr noch unter der Furcht, am nächsten Tag nicht spielen zu können. Auf seine Gesundheit nahm er keinerlei Rücksicht. Ich musste die sogenannte Tiefe Beinvenenthrombose, die ich bei ihm diagnostizierte, im Hotelzimmer behandeln. Eine Spritze, ein Schmerzmittel und ein Kompressionsverband genügten nicht. Wir bauten das Hotelbett mühsam zu einem provisorischen Krankenbett um. So überstand der Patient die Nacht leidlich. Am folgenden Morgen bestätigte sich die Diagnose in unserem Krankenhaus; trotzdem spielte Swjatoslaw Richter am Abend.

Schon die erste Hälfte des Konzerts endete mit tosendem Applaus. Der Pianist eilte ins Künstlerzimmer, wo ich auf ihn wartete, riss sich den meterlangen Kompressionsverband herunter und stöhnte: »Was für Schmerzen!« Ich rieb sein Bein mit einer Salbe ein, er erholte sich, und bald sah der Raum aus, wie er von dem Verpackungskünstler Christo nicht besser hätte gestaltet werden können: Durch das Zimmer spannten sich die weißen Baumwollfahnen des Kompressionsverbandes. Acht Helfer, im ganzen Raum verteilt, rollten die »tibetanischen Gebetsfahnen« wieder zu normalen Verbandsrollen zusammen. Nach zwanzig Minuten Ruhe umwickelte ich das Bein erneut, und Swjatoslaw Richter stapfte zurück in den Saal zum zweiten Teil seines Konzerts. Am Ende erneut große Begeisterung des Publikums, Riesenapplaus. Im Künstlerzimmer scharten sich seine Vertrauten um ihn und warteten gespannt auf seine Reaktion. Unvergessen sein regungsloses Gesicht, eine wegwerfende Handbewegung: »Nicht schlecht für einen Pianisten mit so einem Bein.«

Jahre später erkrankte Richter auf einer Konzertreise, die ihn und seine Frau Nina – per Auto – entlang der Seidenstraße von Moskau nach Wladiwostok führte; er hatte starke Herzbeschwerden und flog über Japan nach Wien ins Hospital. Dort erfolgte eine Koronarangiografie (Herzkatheteruntersuchung mit Darstellung der Herzkranzgefäße) und in Zürich eine dringende Bypassoperation. Eine Komplikation nach der Herzoperation veranlasste Richters Frau, mich anzurufen: »Bitte kommen Sie nach Zürich. Slava hat zu niemandem so großes Vertrauen wie zu Ihnen. Bitte!« Naturgemäß hatte ich gewisse Bedenken, denn welcher Arzt lässt sich von einem ausländischen Kollegen gern ungebetene Ratschläge geben? Nach kurzer telefonischer Vorankündigung reiste ich nach Zürich. Auf der Intensivstation im Kantonsspital empfing mich ein zunächst sehr kühl reagierendes Team von Intensivschwestern. Swjatoslaw Richter überraschte die Leiterin der Intensivstation und mich mit den Worten: »Endlich kommen Sie, Professor! Nehmen Sie mich mit nach Bonn.« Ich versuchte den Patienten von der Notwendigkeit eines erneuten Eingriffs an Ort und Stelle zu überzeugen, und während er meine Hand fest umklammerte, begleitet von den Worten: »Bitte bleiben Sie«, erklärte ich der Intensivschwester: »Diese Hände … diese Hände haben Millionen von Menschen mit dem Klavierspiel glücklich gemacht.« In Kürze wandelte sich die Stimmung mir gegenüber, die Schwestern luden mich in den kleinen Aufenthaltsraum zu einem Kaffee ein und waren begierig darauf, mehr über den großen Künstler zu hören. Dann kehrte ich allein an sein Bett zurück und konnte ihn dazu bewegen, den Eingriff vornehmen zu lassen. Sein Zustand war zu ernst.

Am Ende verlief alles gut. Acht Tage später konnte der Patient vom Kantonsspital zu uns ins Johanniter-Krankenhaus verlegt werden. Nach zwei Wochen hatte sich der Künstler so weit erholt, dass er in sein künstlerisches Zuhause, den Bahnhof Rolandseck, heimkehren konnte. Ich betreute ihn weiterhin. Zwei Wochen später empfing er mich mit den Worten: »Vorbei mit der Schonung, heute spiele ich. Sie müssen dabei sein!« Alle anderen forderte er auf, den Raum zu verlassen. Mir war nicht wohl dabei zumute, sein Gesundheitszustand war alles andere als stabil. Er spielte eine Chopin-Etüde. Vorher hatte ich ihn Rachmaninow, Liszt, Beethoven, Bach spielen hören, und jetzt spielten diese großen, kräftigen Hände das filigrane Kunstwerk von Chopin. Seine Hände schienen über die Tasten zu schweben, sie hatten nichts von den harten, zupackenden Händen beim Spielen eines Liszt-Stücks. Vom ersten Ton an hatten wir beide seine Krankheit vollkommen vergessen.

Danach streckte er mir eine Hand entgegen. Routinemäßig tastete ich nach dem Puls. Mit einem verschmitzten Lächeln tätschelte er meine Hand und fragte: »Nun – zufrieden?«, stand auf und ging aus dem Raum.

Die klingenden Saiten im Bauch des Cellisten

Nach seinem Meisterkurs für junge Cellisten im Bahnhof Rolandseck und einem Konzert kam Bernard Greenhouse als Notfall zu uns in die Klinik. Der damals über achtzigjährige Cellist, einer der letzten Schüler von Pablo Casals, war in einem schlechten Allgemeinzustand: Hohes Fieber, immer wieder auftretender Schüttelfrost und beginnender Schock mahnten zur Eile bei der Diagnostik. Bei der Untersuchung stellte sich schnell heraus, dass es sich um einen Verschlussikterus (Gelbsucht durch Abflusshindernis im Gallengangsystem) handelte. Mithilfe eines endoskopischen Eingriffs gelang es, den Stein aus dem Gallengang zu entfernen, und der Eiter im Gallengangsystem konnte abfließen. Doch die anschließende Darmlähmung machte uns große Sorgen. Er hingegen war sehr zuversichtlich und machte immer wieder Scherze. Alle Schwestern rissen sich darum, ihn betreuen zu können.

Ein paar Tage später eröffnete er mir: »Sie sind kein Doktor, Sie sind ein Musiker.« Als er mein verblüfftes Gesicht sah, ergänzte er: »Ja, ein Musiker. Sie sind ein Drummer – ein Trommler.« Aufmerksam hatte er immer die Untersuchungen, das Abhören und Beklopfen des Bauches, verfolgt. Heute kam seine interessierte Frage: »Warum hören Sie den Bauch immer ab?« – »Ich höre auf die Darmgeräusche. Normalerweise klingt es wie in einem Konzert mit verschiedenen Stimmen, die mal lebhaft, mal leise, mal sehr laut und gelegentlich auch nur selten zu hören sind. Bedrohlich ist es, wenn im Bauch ›Grabesstille‹ herrscht. Dann arbeitet der Darm nicht. So war es bei Ihnen am Aufnahmetag.« Ich erklärte ihm, dass wahrscheinlich immer noch ein Hindernis die normale Darmtätigkeit störe, dass die Geräusche im Bauchraum jetzt aber eine andere Qualität hätten. »Es hört sich an, als würde ich eine Saite einer Geige oder eines Cellos zupfen«, sagte ich und versuchte es ihm lautmalerisch zu erklären: »Das klingt etwa so: Bing, bing.« Bernie Greenhouse lehnte sich zurück, schloss die Augen und murmelte nur: »Darüber muss ich einmal nachdenken.«

Als ich am Abend zu ihm kam, wirkte er frischer, er selbst imitierte mein Beklopfen seines Bauches und sagte: »Jetzt klingt es besser.« In der Tat war der Bauch nicht mehr gebläht, und ich forschte nach, was denn hier der Auslöser gewesen sein könnte. Schließlich kam ich zu dem Schluss: Bernie Greenhouse hatte das »Klingen« der »Saiten« in seinem Bauch nicht als ein bedrohliches Zeichen gewertet, sondern als etwas Positives, denn es hatte ja mit seiner Musik zu tun. Dies trug offenbar zu seiner Heilung bei. In den nächsten Tagen erholte er sich, und wir konnten ihn nach einigen Tagen unter Beobachtung wieder nach Hause in die USA schicken.

Viele Jahre später besuchte ich ihn in Cape Cod und verbrachte drei wunderbare Tage bei ihm zu Hause. Wir sprachen noch einmal über die Zeit im Johanniter-Krankenhaus. Die ›klingenden Saiten‹ in seinem Bauch hätten ihm damals das entscheidende Vertrauen zu mir gegeben, sagte er mir.

Carlo: *Ich habe in der letzten Zeit intensiv über Deine Wegweiser nachgedacht. Ich weiß nicht, ob Du es meinen Zeilen entnimmst: Manchmal geht es mir nicht so gut. Ich will nicht groß darüber reden. Aber in solchen Zeiten bin ich vielleicht noch etwas kritischer. So habe ich mir manche Frage gestellt – und bin zu dem Schluss gekommen:*

Es ist der richtige Weg, mehr Menschlichkeit in der Medizin zu fordern! Man muss seinem Arzt absolut vertrauen können. Das hast Du mir in den bisherigen Geschichten zu diesem Thema gut vermittelt.

Aber da kam eine neue Frage auf, auf die ich keine Antwort weiß: Ist es denn realistisch, dass sich die Patienten Deine Checklisten zu Herzen nehmen und Menschlichkeit von ihren Ärzten einfordern? Für mich würde ich die Frage sofort bejahen. Denn ich bin ein Unternehmer, der es gewohnt ist, sich nicht alles gefallen zu lassen. Auch habe ich das Geld, um gewisse Ansprüche zu stellen. Aber wie ist das mit einem Kassenpatienten oder jemandem, der über solches Selbstvertrauen nicht verfügt? Glaubst Du, dass er Deine Checklisten wirklich ernsthaft nutzt? Traut er sich das? Als Kranker hat er vielleicht noch weniger Selbstbewusstsein und will keine Ansprüche stellen.

Walter: Danke für Dein Feedback! Und nun zu Deiner Frage. Sie ist sehr wichtig. Ansprüche zu stellen ist nicht einfach, denn meist begegnet der Arzt dem Patienten lediglich mit Toleranz, nicht mit Respekt. Toleranz ist aber nicht ausreichend. Sie besagt im Wesentlichen nur: »Ich bin der Bessere und erlaube dir generös dein Anderssein.« Das Toleranzkonzept kommt aus dem Mittelalter: Jedes Jahr empfing der Papst die jüdischen Gemeinden Roms, und der führende Rabbiner übergab ihm die Thorarolle als Geschenk. Der Papst nahm sie an und sagte: »Toleramus sed non acceptamus.« (Wir dulden sie, aber wir akzeptieren sie nicht.) Das ist der Sinn von Toleranz; Respekt ist ein besseres Konzept. Es schafft Vertrauen. Das müssen Ärzte berücksichtigen. An die Patienten kann ich nur mit meinen Checklisten wie mit dem gesamten

Buch appellieren, dieses Vertrauen wirklich einzufordern – oder den Arzt zu wechseln. So wie Madame A. aus der folgenden Geschichte.

Vertrauensverlust oder *»Une grande catastrophe«*

Die Bereitschaft, eine zweite Meinung einzuholen, sollte jeder Arzt mitbringen, sie schützt vor Fehlern und unkontrollierten »Basteleien« im Alleingang. Auch wenn es gelegentlich Enttäuschungen gibt.

Zum Zweck einer solchen »zweiten Meinung« verlegten wir eine französische Journalistin, Madame A., freie Mitarbeiterin in der Pressestelle der französischen Botschaft, in ein großes chirurgisches Zentrum. Bereits nach wenigen Tagen rief sie bei uns an und beklagte sich mit ihrem charmanten französischen Akzent. »Isch bin sehr böse auf Sie, das ätte isch nie von Ihnen gedacht, misch zu verlegen in diese Klinik. *Une grande catastrophe!*«, schimpfte sie. Beunruhigt fragte ich, was denn los sei. Sie sagte, dass man sie wie noch nie in ihrem Leben behandelt habe: »Isch war verlegt in eine dunkle Zimmer, es at sisch niemand gekümmert, und isch sage nur eins: *jamais* zu diese Professor! Dieser Mann at kein Erz. Sie müssen sofort Zimmer frei machen, isch komme *directement*.« Auf meine besorgte Frage, was ihr denn passiert sei, antwortete sie nur: »*Fini* mit dieser Klinik.«

Nachdem wir Madame A. wieder aufgenommen hatten, erfuhren wir die näheren Hintergründe. Sie war unheilbar krebskrank, und offenbar hatte man ihr das leider inoperable Karzinom auf eine Weise nahegebracht, die sie jedes Vertrauen in die ärztliche und vor allem chirurgische Kunst verlieren ließ. Nur eine ältere Schwester auf der Station hatte versucht sie zu trösten und ihr letztlich Halt gegeben. Ziemlich erregt blitzte sie mich mit ihren blauen Augen an und sagte: »Jetzt müssen Sie einmal zeigen, dass Sie ein Arzt mit eine Erz für eine arme, alte Französin sind. Isch bin gespannt auf Ihre Phantasie.«

Wir führten lange Gespräche, bei denen es ihr Vergnügen bereitete, mein Französisch zu verbessern. Wir scherzten und sprachen über Paris, die Seine, die Bateaux-Mouches. Zusammen mit den Schwestern der Station, die sich ganz besonders um sie kümmerten, gewannen wir ihr Vertrauen zurück, auch wenn wir ihr letztlich nicht helfen konnten. Doch ihr Ärger über den vorigen Klinikaufenthalt kam immer wieder hoch: »Wahrscheinlisch bin isch schon zu alt und nischt mehr attraktiv genug für diese Professor in die Klinik. Isch sage nur eins von diese Mann, der mir alle Vertrauen geraubt at: *Jamais ce professeur!* Zwei Dinge fehlen ihm: Sauberkeit und Freundlischkeit!«

Madame A. hat sich dann im Verlauf der nächsten Wochen etwas erholt und ist in ihre Heimat zurückgekehrt. Ein halbes Jahr lebte sie noch und rief mehrmals bei uns an. Stets verabschiedete sich mit dem Wort *»jamais!«*.

Carlo: *Diese Story hat mich nun doch umgehauen. Wie bist Du denn damit umgegangen? Bist Du mit dem betreffenden »professeur« in Kontakt getreten?*

Walter: *Da habe ich mit meinen Kollegen lange überlegt. Dann haben sie mir gesagt, wie sie an meiner Stelle reagieren würden. Mit einem Brief. Sie haben selbst Briefe entworfen und sie mir gezeigt. Das war sehr aufschlussreich und mir eine große Hilfe. Es ist erstaunlich gewesen,*

die unterschiedlichen Meinungen zu sehen. Einen halb-
seitigen Brief als endgültige Fassung habe ich ihnen
vorgelesen und dann abgeschickt. Eine Antwort habe ich
nicht erhalten – »jamais!«.

Wenn sich niemand um einen kümmert

Im August 2004 fuhren meine Bekannte A. und ihre Freundin G. vierzehn Tage auf eine Nordseeinsel. Wie immer wollten sie ihre Ferien dort mit Wandern, Radfahren und Baden verbringen. Doch schon auf der Autofahrt klagte G. über heftige Seitenschmerzen, die in den ersten Ferientagen immer stärker wurden. Sie suchte schließlich auf der Insel einen Arzt auf, der eine »Bügel-BH-Neuralgie« (Nervenschmerz, ausgelöst durch den Druck des Büstenhalters) diagnostizierte, die mit Vitamin E leicht zu behandeln sei. A. war sehr erstaunt, als sie diese Diagnose vernahm. Davon hatte sie noch nie etwas gehört, auch passten ihrer Meinung nach das sehr blasse Gesicht und die allgemeine Schwäche ihrer Freundin so gar nicht zu einer so harmlosen Sache.

Doch tatsächlich tat die Seeluft G. gut, die Schmerzen verschwanden. Wenn sie sich auch mit anstrengenden körperlichen Betätigungen etwas zurückhielten, verbrachten die Freundinnen erholsame Tage auf der Insel.

Für Oktober hatten sie die nächste Reise geplant. Dieses Mal sollte es nach Rom und Neapel gehen. Der Abflugtermin war Samstagmorgen. Am Vortag, es war gegen 17 Uhr, rief G. bei A. an: »Kannst du mich ins Krankenhaus fahren? Seit zwei Tagen muss ich mich dauernd übergeben, und mir ist hundeelend! Ich war heute Morgen in der Apotheke, um mir etwas gegen diesen Brechreiz zu besorgen. Doch der Apotheker schickte mich gleich zum Arzt, und dieser nahm mir sofort Blut ab. Eben teilte er mir das Ergebnis telefonisch mit: Verdacht auf Hepatitis. Er hat mir geraten, sofort ein Krankenhaus aufzusuchen. Meinst du, dass du mitkommen kannst?«

A. machte sich sofort auf den Weg, holte G. ab, und beide fuhren in ein Krankenhaus. Rom! Neapel! Addio! Nachdem man im Krankenhaus G.s Personalien aufgenommen hatte, führte man die beiden in einen recht kühlen Behandlungsraum im Untergeschoss und bat sie, dort auf den diensthabenden Stationsarzt zu warten. Inzwischen war es circa 19 Uhr.

Man wartete und wartete. Eine Stunde, zwei Stunden – niemand ließ sich blicken. Irgendwann machte sich A. auf den Weg, um irgendeine kompetente Person zu erwischen. Tatsächlich traf sie auf jemanden im weißen Kittel. Sie trug ihr Anliegen vor und erhielt die Antwort, es sei Freitagabend, und da müsse man schließlich etwas Zeit mitbringen. G. ging es zusehends schlechter. Sie legte sich auf die harte Liege des ungemütlichen Behandlungszimmers und schloss die Augen. Voller Sorge ließ A. keinen Blick von ihr. Da huschte ein weißer Kittel an der offenen Tür vorbei: »Wann kommt denn endlich jemand?«, fragte A. – »Keine Sorge, der Stationsarzt ist auf dem Weg zu Ihnen«, war die Antwort.

Wieder warteten die beiden Frauen mehr als eine Stunde. Da betätigte A. verbotenerweise ihr Handy und erreichte mich sofort. Sie erzählte mir, was sie in dem Krankenhaus erlebt hatten, woraufhin ich mich mit meinem »alten« Krankenhaus in Verbindung setzte und einen Termin für ihre Freundin bekommen konnte. Inzwischen war es nach 22 Uhr. A. machte sich erneut auf die Suche nach einer Krankenschwester, um mitzuteilen, dass G. und sie das Krankenhaus verlassen würden.

Auf einmal kam Bewegung und Aufregung in die Sache. Laut lamentierte die Schwester, das ginge nicht und was der Chef wohl am Montag dazu sagen würde. A. erwiderte, das sei ihr ziemlich egal und sie gingen jetzt, schließlich sei das Vertrauen durch die Behandlung, die man hier erfahren habe, dahin.

G. hatte A.s energisches Auftreten still beobachtet. Es schien ihr jetzt sogar ein wenig besser zu gehen. Nachdem die Formalitäten für die »Flucht« erledigt waren, fuhren beide ins Johanniter-Krankenhaus, wo sie schon erwartet wurden. Ein junger Arzt untersuchte G. und stellte fest, dass die Leber genauer untersucht werden müsste. Sie vereinbarten, dass G. am Montag stationär aufgenommen würde.

Die Odyssee war damit erst einmal beendet. In den darauffolgenden zahlreichen Untersuchungen stellte sich dann heraus, dass G. ein Darmkarzinom hatte, das bereits Lebermetastasen verursachte. Dank einer sehr guten chemotherapeutischen Behandlung bildeten sich Darmkarzinom und Metastasen zurück. Wenn G. auch heute noch täglich Medikamente nehmen muss, geht es ihr trotzdem gut. Inzwischen haben die beiden Freundinnen wieder zahlreiche Reisen unternommen.

Walter: *Habe ich mit Dir eigentlich schon einmal über das sogenannte Burn-out-Syndrom »gesprochen«? Ich glaube nicht. Es ist ein weit verbreitetes Phänomen, das oft übergangen wird. Mich beschäftigt es seit geraumer Zeit ziemlich. Damit es behoben werden kann, ist viel Vertrauen in den Arzt vonnöten.*
1974 beschrieb der Psychoanalytiker Herbert Freudenberger zum ersten Mal dieses Syndrom als einen Zustand körperlicher, emotionaler und geistiger Erschöpfung. Das Gefühl der Unentbehrlichkeit einerseits und zu wenig

Zeit zu haben andererseits leitet diesen Zustand in der Regel ein. Früher ging man davon aus, dass hohe Arbeitsbelastung insbesondere die Menschen in »helfenden Berufen« (Ärzte, Pflegende, Rettungsdienstpersonal, Lehrer, Sozialarbeiter, Erzieher) ausbrennen lässt. Inzwischen ist klar: Das Burn-out-Syndrom kann nahezu alle sozialen Gruppen treffen: Von Schülern über Forscher bis hin zu Arbeitslosen und Rentnern sind alle Fälle bereits beschrieben. Betroffen sind inzwischen mehr als dreißig Berufe.

Es treten zunächst Stimmungsschwankungen, vermindertes Selbstwertgefühl, Gereiztheit, Misstrauen, Ungeduld oder Unzufriedenheit auf. In der zweiten Burn-out-Phase kommt es zum Abstumpfen, zu Arbeitsunlust, Bitterkeit oder Erschöpfung. Das Gefühl, ausgebeutet zu werden, kann auftreten. Das Empfinden innerer Leere beginnt. Die körperlichen Symptome können sehr vielseitig sein und im Einzelfall erhebliche diagnostische Schwierigkeiten bereiten. Hier muss der Arzt sehr umsichtig sein, der Patient muss ihm voll und ganz vertrauen können. Dazu schicke ich Dir diesmal keine Geschichte, sondern den Brief eines Patienten an mich, der unter anderem an diesem Syndrom litt und den ich seit acht Jahren betreue.

Brief an Walter Möbius – von einem Finanzexperten

Lieber Herr Professor Möbius,

Anfang 2000 kam ich durch eine Empfehlung zu Ihnen, die lautete: »Ich empfehle Dir nicht nur einen sehr guten Arzt, sondern einen Coach und Lotsen.« Einen was? Ich verstand die Worte, konnte sie aber nicht wirklich mit der Medizin in Zusammenhang bringen. Ich machte mir auch keine weiteren Gedanken darüber. Denn durch ständig wiederkehrende Durchfälle war ich so schwach, dass ich nicht einmal mehr selbst Auto fahren konnte. Das dauerte nun schon einige Monate an. Ich konnte damit sehr schwer umgehen, denn bis zu meiner Erkrankung konnte ich 18 Stunden täglich arbeiten – und das tat ich auch. Ärzte hatte ich inzwischen einige kennengelernt.

Natürlich haben Sie mich gründlich untersucht. Es stellte sich heraus, dass ich unter anderem eine schwere Epstein-Barr-Infektion hatte, Magengeschwüre, eine Entzündung der Gallenblase, sehr niedrigen Blutdruck, Unterzuckerungen … und vor allem ein Burn-out-Syndrom. Ich hatte einfach Raubbau mit meinem Körper betrieben. Mit dieser Diagnose verstand ich meinen Zustand besser. Sie erkannten, dass mein Leiden durch eine ganze Summe von Auslösern entstanden war; und dass auch eine Summe vieler Maßnahmen notwendig war.

Etwas zeichnet Sie besonders aus: eben Ihr Handeln als Coach und Lotse. Genau dafür will ich mich in diesem Brief bedanken – anhand von vielen Beispielen, an die Sie sich vielleicht gar nicht mehr konkret erinnern. Sie zusammen ergeben erst ein Bild von dem Arzt Möbius, der immer auch Mensch ist.

Sie baten mich zum Beispiel, alle Medikamente mitzubringen, die ich einnehme. Es war eine beachtenswerte Kiste zusammengekommen – schließlich hatten alle Ärzte mir fleißig immer neue Pillen und Tropfen verschrieben. Sie fragten, ob Sie die Kiste bei sich behalten dürften. Ich willigte ein – und sah sie nie wieder. Selbstverständlich war das zu meinem Besten. Denn niemand konnte bei der Menge noch die Wechselwirkungen bestimmen.

Ich war bis dahin Vortragsredner und hielt Seminare vor Tausenden von Menschen. Seit meiner Erkrankung war ich eigentlich nicht mehr in der Lage, Vorträge zu halten. Sie haben mich dennoch dazu ermutigt. Anfangs waren Sie selber anwesend – was mich sehr beruhigte. Für einen Arzt sicherlich außergewöhnlich.

In dieser Zeit habe ich meine wichtigsten Reden gehalten; ohne Ihre Ermunterung hätte ich das nie erlebt. Ich hätte resigniert, und ein Gefühl der Unfähigkeit wäre entstanden. Ich hätte mich verkrochen. Dabei haben Sie die Situation richtig eingeschätzt. So habe ich Sie einmal vor einem Vortrag in Wien angerufen und Ihnen mitgeteilt, dass ich vor Schwäche nicht einmal aufstehen könne. Sie haben darauf bestanden, dennoch den Vortrag zu halten. Ich konnte es kaum glauben, aber ich stand auf. Es war ungeheuer schwierig, ich konnte die Menschen vor mir im Saal kaum erkennen … aber mit dem Applaus nach der Rede wusste ich, dass jetzt das Tal durchschritten war.

Natürlich gaben Sie mir Tipps. Zum Beispiel den, bei Vorträgen ruhig eine Pause zu machen – auch wenn die gar nicht vorgesehen war. Allein diese Möglichkeit zu haben, beruhigt. Oder schnell etwas Traubenzucker zu essen. Welche Nahrung an Vortragstagen die beste ist, wie die Nervosität bekämpft werden kann (und die war sehr stark, weil ich Angst hatte, mitten im Vortrag umzukippen).

Gleichzeitig wirkten Sie als »Lebenshelfer«. Geduldig zeigten Sie mir, dass mein Leben nicht sinnlos wäre, wenn ich nicht mehr so viel reden würde; ich reduzierte meine Beteiligungen. Nach fünf Jahren gab ich meine Seminartätigkeit auf. Ich halte immer noch gelegentlich Vorträge und genieße es. Ich arbeite heute mehr im Büro und habe viel mehr Ruhe. Ich habe ein neues Leben entdeckt, das sehr erfüllend ist.

Sie begleiteten mich beim Joggen und Fahrradfahren, denn ich hatte Angst, dass mir etwas passieren könnte. Dabei haben Sie meinen Puls überprüft. Danach traute ich mich wieder Sport zu treiben.

Um mein Immunsystem zu stärken, empfahlen Sie mir, meinen Urlaub nicht mehr in der Karibik zu verbringen, sondern in der rauen Nordseeluft. Sie besuchten uns dort – und wieder konnte ich viel lernen über die Dinge, dir wirklich wichtig sind im Leben. Die Nordseeinsel besuchen wir seitdem jedes Jahr und können uns keinen schöneren Urlaub vorstellen.

Als meine Galle entfernt werden musste, begleiteten Sie mich. Ein Jahr später wurde es noch einmal sehr ungemütlich. Ein Rückfall – eine verspätete Folge der Gallen-OP. Wieder viele Monate Leiden. Jetzt zeigten Sie mir Wege zur Geduld. Mit Medikamenten konnte nicht viel gemacht werden. Sie halfen mir mit Akupunktur. Das machte mich langsam ruhiger. Ich weiß bis heute nicht, ob diese Nadeln wirklich helfen oder ob es sich um einen Placeboeffekt handelt. Aber ich weiß: Ich fühlte mich besser.

Und Sie halfen mir mit Geschichten. Ich erfuhr durch Ihre Erzählungen eine wunderbare Ablenkung – ich dachte nicht immer nur an mich und meine Krankheit.

Heute kann ich Ihnen sagen: Ich bin nach zwei langen Erkrankungen wieder ins Leben zurückgekehrt – weil Sie mir den Weg gewiesen haben. Nicht nur als Arzt, sondern auch als Lotse. Vielen Dank.

P.S.: Als es mir ziemlich schlecht ging, hatten Sie mir ein Versprechen gegeben, das mir viel Hoffnung machte: Sie sagten, ich würde wieder so gesund, dass Sie mich auf eine Ihrer abenteuerlichen Reisen mitnehmen könnten, auf denen Sie in entlegenen Gebieten medizinisch helfen. Ich freue mich auf die Reise im nächsten Jahr!

Walter: *Lieber Carlo, wie Du Dir denken kannst, war ich sehr gerührt über diesen Brief und habe mich riesig gefreut.*

Minas Schutzengel

»Wann haben wir uns zum letzten Mal gesehen?«, frage ich meinen alten Freund Mina aus der gemeinsamen Zeit an der Ernst-Moritz-Arndt-Schule in Bonn. Mina ist sein Spitzname. Zufällig sind wir uns nach vielen Jahren im Bonner Johanniter-Krankenhaus wiederbegegnet. Er soll operiert werden, ein Routineeingriff wegen eines gutartigen Magentumors.

Am Abend nach der OP suche ich ihn auf. Er ist schweißgebadet und hat hohes Fieber. Ich bin ziemlich erschrocken. Sein Nasenflügelatmen ist der Hinweis auf eine Komplikation der Lunge nach der OP, ein wichtiges klinisches Zeichen für eine akute Pneumonie (Lungenentzündung). »Alter, so gefällst du mir aber gar nicht!« Ich leite sofort die Therapie ein. Als Mina wieder auf den Beinen ist, sagt er: »Da war aber ein Schutzengel bei mir!«

Jahre später sind wir nach seinem zweiten großen Herzinfarkt gemeinsam auf dem Weg nach Genf in ein renommiertes kardiologisches Zentrum; eine Herzoperation ist notwendig. »Großartig, dass du mich begleitest«, sagt Mina. – »Du hast zu oft gesagt, dass man auf dich aufpassen muss. Das meint übrigens auch deine Frau Margarete«, erwidere ich.

Im Hôpital de la Tour begrüßt uns herzlich der Chefchirurg, Mina wird operiert. Aufwachraum, Intensivstation. »Alles ist gut verlaufen«, sagt der Chef. Erst spät am Abend gehe ich in das nahe gelegene Hotel. Nachts werde ich von einem Schrei – wahrscheinlich im Traum – aus dem Schlaf gerissen, es ist zwei Uhr. Ich bin kurz ohne Orientierung, frage mich, wo ich bin, doch schlagartig werde ich hellwach, denn ich weiß, ich muss sofort zur Intensivstation. Die Nachtwache sagt kurz und mürrisch: »*Tout va bien*«, alles in Ordnung. Ich bin keineswegs beruhigt. Da liegt Mina, ein Puls von 160, Totenblässe: eine arterielle Blutung aus der Herzbeuteldrainage (Plastikkatheter zur Flüssigkeitsausleitung aus dem Herzbeutel) nach der großen Herzoperation. Ein Schock! Ich muss ruhig bleiben. Ich bin hier nur zu Besuch, aber ich muss etwas für meinen Freund unternehmen. Die Lage ist offensichtlich bedrohlich. Schwestern, besonders Intensivschwestern, waren doch immer meine Partner. So kann ich auch den Schwestern hier verständlich machen, dass sofort eingegriffen werden muss. Das Team unterbindet bei dem erneuten operativen Eingriff die bedrohliche Blutung. Frühmorgens gehe ich in mein Hotel zurück. Als ich einige Stunden später Margarete in Bonn verständige, schweigt sie zunächst. Es folgt ein erleichterter Seufzer, und als sie dann berlinert: »Det war wohl mal wieder sein Schutzengel. Det muss ick gleich den Kindern sagn«, weiß ich, wie erlöst sie ist.

Carlo: *Zwischen Himmel und Erde bleibt vieles offen.*
Den Schrei in der Nacht kann man nicht erklären.
Die moderne Forschung wird sicher eines Tages mehr
über diese für uns schwer zu deutenden Phänomene
herausfinden. Die Bedeutung des Unbewussten wird bei
uns in weiten Kreisen noch zu wenig beachtet.

Der blinde Junge in den Suks von Marrakesch

1996 geriet ich in Marrakesch in Marokko in eine nicht ganz ungefährliche Situation. Ich schlenderte durch das Halbdunkel der Suks, bewunderte die Stände mit Lederwaren, farbigen Stoffen und Teppichen, wobei ich aufdringliche Kaufaufforderungen der Teppichhändler ignorierte, und bestaunte die Fertigkeit der Handwerker, wie sie Lederwaren herstellten oder reparierten. Die Farbigkeit und Ordnung der Gewürzstände, die Gerüche und das freundliche Geschnatter der Händler untereinander riefen bei mir einen Sinnesrausch hervor, wie man ihn nur auf orientalischen Märkten haben kann.

In dem Gewimmel von lachenden, schreienden Menschen sah ich plötzlich einen abgemagerten, in Lumpen gehüllten Jungen von vielleicht acht Jahren, der sich langsam und vorsichtig mithilfe eines Steckens durch das Gewirr von Menschen und Ständen vortastete. Seine völlig getrübten Augen wiesen auf eine starke Sehschwäche, wenn nicht gar Blindheit hin.

Ein Schrei riss mich aus meiner Betrachtung: Der blinde Junge hatte sich an dem scharfen Eisenteil einer Haltestütze an einem der Marktstände eine tief klaffende Wunde am rechten Bein zugefügt, aus der Blut quoll. Jammernd hockte er am Boden und umklammerte mit seinen dünnen Händen die Wunde am Bein. Als ich mich zu ihm hockte und nach »allem« (arabisch für »Schmerzen«) fragte, geriet er offensichtlich in Panik und schrie wie am Spieß. Meine zugegebenermaßen naive Frage – mein Versuch, ihn zu trösten – hatte das Gegenteil bewirkt.

Blitzschnell erfasste ich die Situation meiner Hilflosigkeit. Meine gut gemeinte Zuwendung wurde von dem Jungen und den ihn umgebenden Menschen gründlich missverstanden. In kurzer Zeit war ich umringt von Leuten, die mich offenbar als den »Übeltäter« ansahen, der den Jungen verletzt hatte. Schreiend, wild gestikulierend rückten sie mir auf den Leib. Einige begannen mich anzufassen, zu schubsen und an mir herumzuzerren. Zornige Blicke trafen mich. Ich stand auf und sagte: »*Quois, quois! I am a medical doctor!*« (arabisch »*quois*« = »gut«).

Jemand mit tiefer, sonorer Stimme bahnte sich den Weg durch die Menge ... und es herrschte urplötzlich Ruhe. In gebrochenem Englisch fragte der Mann, was los sei. Ich erklärte ihm die Situation, während ich meinem Medizinbeutel im Rucksack zwei Mullbinden entnahm, die Wunde des Jungen abdeckte und dann einen schützenden Verband anlegte. Mein Retter, ein weißhaariger Berber, begleitete meine Handlungen mit Erklärungen für die gaffende Menge, wobei sich die vorher bedrohliche Stimmung zum Guten wendete.

Der blinde Junge hatte nun offensichtlich Vertrauen zu mir gefasst, schmiegte sich eng an mich, und sein Wimmern verstummte. Aus meinem Rucksack holte ich eine Büchse Orangensaft, deren Inhalt er gierig schluckte. Seine Tränen versiegten, seine Angst verflog. Der Berber forderte die umstehenden Menschen zum Beifall auf und zog mich mit zu seinem Teppichstand. Er meinte, ich hätte einen guten Tee nötig.

Seinen Freunden, die immer zahlreicher hinzukamen, erzählte er von meiner angeblichen Wundertat und seiner Rettung des deutschen Doktors vor der aufgebrachten Menge. Viele schüttelten mir die Hand oder klopften mir auf die Schulter. Nun war ich erneut in einen »Käfig« geraten, aus dem ich erst wieder herauskam, nachdem ich einen Teppich gekauft hatte; er ziert noch heute die Diele im Flur meines Hauses.

Carlo: *Um diese Reisen und Begegnungen beneide ich Dich sehr. So etwas ist mir kaum noch möglich. Meine Reisen sind Reisen in die Erinnerung. Aber ich begleite Dich immer wieder gerne als Leser!*

Walter: *Von Marrakesch zurück nach Deutschland. Nach diesem Abenteuer kommt nun die siebte und letzte Checkliste.*

Checkliste

VERTRAUEN –
Kann ich mich auf meinen Arzt
voll und ganz verlassen?

1. Interessiert sich mein Arzt wirklich für mich und meine Krankheit?

2. Habe ich das Gefühl, dass der Arzt mein Leiden erkennt und das Optimale für meine medizinische Versorgung tut?

3. Ist er der Experte in meinem besonderen Krankheitsfall?

4. Informiert er mich umfassend?

5. Nimmt er mir Unsicherheit und Angst?

Epilog

Eine Frage stellt sich wohl jeder Autor, nachdem er über ein wichtiges Anliegen ein Buch geschrieben hat: *Wird mein Buch etwas bewirken?* Wird es die Dinge verändern? Oder bleibt vieles ein Wunsch?

Die berühmte Märchensammlung der Brüder Grimm beginnt mit dem Satz: »In alten Zeiten, wo das Wünschen noch geholfen hat ...« Mir kommt dabei ein Gedanke: Vielleicht war der Eid des Hippokrates viel weniger ein Schwur als ein Wunsch, dass viele Ärzte nach diesen Prinzipien handeln mögen. Und vielleicht ist dieser Wunsch über die letzten zweitausend Jahre oft und immer wieder Realität geworden.

Ich beschreibe in diesem Buch kein heiles Gesundheitssystem, ich leugne nicht, dass der medizinische Alltag oft zum Verzweifeln ist. Ich behaupte nicht einmal, den Weg zu einem heilen System zu kennen. Ich habe von meinen Erfahrungen und meinen Wünschen erzählt, beide sind bestimmt von meiner Sehnsucht nach einer menschlichen Medizin. Ich traue dieser Sehnsucht und der Kraft der Wünsche.

Für mich hat dieses Buch durch den Gedankenaustausch mit meinem lange »verschollenen« Freund eine zusätzliche Dimension erfahren. Ich teile das, was Carlo später resümierte: »Wir haben uns geschrieben und uns gegenseitig unser Leben, unsere Träume und Sehnsüchte erzählt. Solche Momente sind kostbar.« Ich danke Carlo für die Inspiration und seine Erlaubnis, den E-Mail-Austausch zu veröffentlichen.

Carlo ist ein Unternehmer. Ein Pragmatiker. Er ist es als solcher gewohnt, seinen Kunden mit wenigen Worten zu sagen, was sie von seiner Firma erwarten können. So verwundert es nicht, dass er mich – nachdem das Buch fertig war – nach dessen Kernaussage gefragt hat. An was soll der Leser sich erinnern? Carlo bat mich, eine Art Bekenntnis für Mediziner zu formulieren, eine Verpflichtung. Was kann der Patient in *dieser* Praxis, auf *dieser* Krankenhausstation erwarten?

Ich habe es getan, er nannte es »*mission statement*«. Es lautet:

»Wir verpflichten uns, den Weg der Menschlichkeit zu gehen.« Diesen Weg weisen die folgenden sieben Wegweiser:

1. **Wir sehen hin – wir untersuchen Sie mit unseren Augen.**

2. **Wir stellen Fragen und hören zu – wir untersuchen Sie mit unseren Ohren.**

3. **Wir fühlen mit – wir sind achtsam und respektvoll Ihnen gegenüber.**

4. **Wir tasten und berühren – wir untersuchen Sie mit unseren Händen.**

5. **Wir reden mit Ihnen – wir erklären Ihnen unsere Ziele und geben Ihnen Hoffnung.**

6. **Wir halten unseren Geist offen – wir lernen dazu und sind kreativ.**

7. **Wir verdienen uns Ihr Vertrauen.**

Ich erhielt eine typische »Carlo-Antwort«. Er hoffe, dass sich viele Ärzte diese Verpflichtung zu ihrer Mission machten und dass noch viel mehr Ärzte dies sogar in irgendeiner Weise bereits getan hätten.

Und er teilte mir mit, er sei enttäuscht. Er hätte doch wirklich noch eine Geschichte erwartet. Eine für ihn. Ich wusste sofort, welche Geschichte es sein würde. Mein Gefühl sagte es mir. Mit ihr verabschiede ich mich von Ihnen.

Ein Kaufmann aus Tripolis

Der Patient litt an einem quälenden, seit Monaten nicht beeinflussbaren Schluckauf. Die Gespräche mit den englischen Ärzten, die er vorher konsultiert hatte, waren nicht zu seiner Zufriedenheit verlaufen, und sie hatten ihn nicht von der Notwendigkeit eines chirurgischen Eingriffs überzeugen können. Durch Empfehlung der libyschen Botschaft war er an uns geraten. Der Patient war ein Großkaufmann aus Tripolis und Haupt einer vielköpfigen Familie. Als ich in das Krankenzimmer trat, fand ich inmitten dieser großen Familie einen beeindruckenden Mann vor, schlank, hochgewachsen und von großer Ruhe und Zurückhaltung.

Seine Gesichtszüge waren von Krankheit gezeichnet, aber seine großen lebhaften Augen ließen sofort erkennen, dass die Krankheit diesen Mann nicht seiner Würde und inneren Ruhe berauben konnte. Bei allen ärztlichen Maßnahmen war stets ein Teil des Clans zugegen. Tochter und Ehefrau saßen rechts und links an seinem Bett und streichelten seine Hände, ein aufmerksames Auge auf alle unsere medizinischen Handlungen werfend. Sie litten mit dem Vater der Familie, den sein permanenter Schluckauf quälte. Ein kurz dauernder Schluckauf ist eine harmlose, nur lästige Störung; der permanente Schluckauf hingegen ist ein ernst zu nehmendes, weil oft bedrohliches Symptom und nicht selten ein Hinweis auf einen bösartigen Tumor in der Nähe des Zwerchfells.

Unser Patient ertrug sein Leiden mit Geduld und Würde. Nach zwei Tagen konnten wir den Schluckauf mit einem lokalen Betäubungsmittel, muskelentspannenden Medikamenten und Beruhigungsmitteln für längere Zeit unterbrechen. Der Patient empfand die Erleichterung als ein »*little miracle*«, wie er mit feinem Lächeln bemerkte. Auch für die Familie war dieser kleine Teilerfolg wie eine Erlösung.

In den Gesprächen, die ich mit ihm führte, hatte ich das Gefühl, dass sich der Kaufmann aus Tripolis mir gegenüber mit kritischen Fragen, aber auch mit Fragen voller Sorge Schritt für Schritt öffnete. Ich musste ihm schließlich erklären, dass eine Speiseröhren- und Magenspiegelung wegen seines hartnäckigen Schluckaufs notwendig sei. Ich erläuterte ihm die Untersuchung und meine diagnostischen Schritte, und er erwiderte freundlich und wieder mit seinem feinen Lächeln: »*I'll think about it.*« (Ich werde darüber nachdenken.) Unser Gespräch war beendet.

Am späten Abend bat er mich um ein Gespräch unter vier Augen. Eindringlich machte er mir klar, dass das Ergebnis der Untersuchung einzig und allein mit ihm zu besprechen sei. Dann erzählte er von seiner Familie, seinen Geschäften, und es breitete sich vor meinen Augen ein Schicksal von tragischem Ausmaß aus. Hier versuchte ein großer Mann, sein »Reich«, seine Nachfolge zu ordnen, seine Familie zu schützen und deren Zusammenhalt zu bewahren. Seine fahlen, eingefallenen Wangen, seine tief liegenden Augen und sein trotz allem beherrschtes Gesicht waren geprägt von einer stillen, tiefen Trauer, die mich sehr bewegte. Ich fühlte, dass er über seine Krankheit offenbar sehr viel mehr wusste, als er zugab.

Als ich die geplante Magenspiegelung noch einmal mit ihm besprach, wehrte er sich nur zum Schein. Er wollte seine Einverständniserklärung nicht unterschreiben. Ich legte ihm die deutsche Rechtslage dar und hörte von ihm: »*I only give my signature, if you promise not to kill me.«* (Ich unterschreibe nur, wenn Sie versprechen, mich nicht umzubringen.) Meine Verblüffung war groß, aber ein ironisches Aufblitzen seiner Augen verriet mir, wie er die Worte *»not to kill me«* meinte. Der Schwerkranke begann mit mir zu spielen, und ich spielte mit. Auf ein Blatt Papier schrieb ich: *»I promise ...!«* und überreichte es ihm. Er stutzte und fragte, was die Punkte bedeuteten. Ich sagte ihm, er könne wählen zwischen *»not to kill my Arabian friend«* (meinen arabischen Freund nicht umzubringen) oder *»always to do my very best«* (immer mein Bestes zu geben). Lachend und befreit setzte er seine Unterschrift unten auf das Papier.

Die Speiseröhren- und Magenspiegelung bestätigte, dass es sich bei seiner Krankheit um einen weit fortgeschrittenen Krebs handelte. Am Abend setzten wir uns zusammen, ruhig und erwartungsvoll schaute er mich an, und bevor ich ihm meinen Befund und die Fotos des Tumors erläutern konnte, erklärte er: *»I know, I'm suffering from cancer. No operation!«* (Ich weiß. Krebs. Keine Operation!)

In der Tat war der Tumor für eine Operation zu groß. Er bat nur um zwei Dinge: »Stärken Sie mein Immunsystem. Ich brauche noch zwei Monate, dann kann ich sterben. Bei dem Schluckauf haben Sie mir sehr geholfen. Ich fühle mich jetzt sicherer, aber ich muss Kräfte sammeln.« Und dann beugte er sich zu mir: »Kein Wort zu meiner Familie.« Er bat darum, noch eine Woche bleiben zu dürfen, um seinen Zustand zu festigen. Vor allem aber um sicher zu sein, dass der quälende Schluckauf nicht wieder aufträte.

Im Mai dieses Jahres herrschte sommerliches Hochdruckwetter. Den frühen Morgen, zwischen sechs und sieben, verbrachte unser Patient nach seinem Morgengebet in seinen weißen, weiten baumwollenen Kaftan gehüllt auf der Terrasse vor seinem Krankenzimmer. Eines Morgens, ich saß ruhig neben ihm, wir wechselten kaum ein Wort, deutete er in Richtung Südosten: »Dort liegt Mekka.« Er lauschte dem Zwitschern der Vögel in den blühenden Bäumen, beobachtete den nahen Fluss zwischen den weiten grünen Rheinauen und ließ dann seinen Blick über die Waldhügel des Siebengebirges im Dunst der Ferne schweifen. »*Like a painting*«, war sein Kommentar, und dann berichtete er: Seine Großeltern und Eltern, die als Beduinen in der Libyschen Wüste gelebt hatten, hatten ihm als Kind immer von Wasser und grünen Landschaften erzählt. In seinen Worten schwang wie immer die große Achtung vor den Eltern und Großeltern mit. »Familie und Glaube – das ist unser Leben«, sagte er.

Ich spürte die Kraft dieser einfachen Worte, und sie berührten mich als Arzt, Mensch und Europäer. Das war es, was ihm die Kraft gab, die schwere Krankheit zu tragen und langsam Abschied zu nehmen.

In diesen morgendlichen Stunden auf der Terrasse vor seinem Krankenzimmer verklärte sich die Rheinlandschaft vor seinen Augen zu einer Allegorie der Harmonie des Lebens in Farbe und Form, die ihm Eltern und Großeltern immer vor Augen gestellt hatten. Landschaft voller Wohlklang, ein Fluss voller lebendigen Wassers, grüne Wiesen und bewaldete Hügel, überwölbt von einem klaren blauen Himmel mit dem farbigen Wechselspiel der Wolken im Licht des Sonnenaufgangs – so hatten sie dem Jungen das Bild des Paradieses vermittelt.

Auf der Morgenterrasse trennten wir uns voneinander; lange hielt der Libyer meine Hand fest, seine mageren, großen Hände waren immer noch kraftvoll. Dann führte er seine Hände an seinen Brustkorb mit einem kleinen Nicken des Kopfes und einem schlichten »*Thank you for all*«.

Wenige Monate später erhielt ich aus Tripolis ein Fax: »*All my affairs in good hands. Watch the green hills from time to time. Soon I will be there.*« Kurze Zeit später verließ er diese Welt für immer.

In meinem Arztleben habe ich viele Menschen auf ihrem letzten Weg begleitet. Der libysche Kaufmann hat mich mit seiner Menschlichkeit, seiner aufrichtigen Religiosität und seinen Werten, besonders aber mit seiner Haltung, den nahen Tod vor Augen, tief beeindruckt.

Danksagung

Ich danke allen, die in diesem Buch vorkommen und mir erlaubt haben, über sie zu berichten. *Nihil Nocere* war mein oberstes Prinzip.

Große Dankbarkeit verbindet mich mit meinen klinischen Lehrern. Sie alle forderten und förderten Kollegialität und vertrauensvolle Zusammenarbeit mit allen Ärzten zum Wohle der Patienten.

Viel verdanke ich schon zu Beginn meiner Ausbildung, bis zum heutigen Tag, den Mitarbeitern in Pflegeberufen. Gegenseitiger Respekt und Zusammenarbeit sind nach meiner Ansicht einer der Schlüssel zum Erfolg in der Heilkunst.

Mehreren großen Organisationen schulde ich Dank: dem Orden der Salesianer Don Boscos, dem Johanniter-Orden und der Johanniter-Schwesternschaft.

Dieses Buch konnte nur mithilfe von Freunden, Bekannten und Verwandten entstehen, ihnen allen sage ich danke!

Mein größter Dank aber gilt Dir, Carlo.

Literaturempfehlungen

Ackermann, Eduard: »Mit feinem Gehör. Vierzig Jahre in der Bonner Republik«, Lübbe (1996).

Aust, Stefan: »Der Baader Meinhof Komplex«, Goldmann (1998).

Bamm, Peter: »Die unsichtbare Flagge«, Kösel (2007).

Bartens, Werner: »Lexikon der Medizinirrtümer. Halbwahrheiten, Vorurteile, fragwürdige Behandlungen«, Piper (2008).

Bauby, Jean-Dominique: »Schmetterling und Taucherglocke«, dtv (2008).

Bauer, Joachim: »Warum ich fühle, was Du fühlst. Intuitive Kommunikation und das Geheimnis der Spiegelneurone«, Hoffmann & Campe (2005).

Bergdolt, Klaus: »Das Gewissen der Medizin. Ärztliche Moral von der Antike bis heute«, C. H. Beck (2004).

Bürger, Max: »Klinische Fehldiagnosen«, Thieme (1953).

Dörner, Klaus: »Der gute Arzt«, Schattauer (2003).

Feldman, Marc D.: »Wenn Menschen krank spielen: Münchhausen-Syndrom und artifizielle Störungen«, Reinhardt (2006).

Geisler, Linus: »Arzt und Patient. Begegnung im Gespräch (Wirklichkeit und Wege)«, Pharma (1987).

Gigerenzer, Gerd: »Bauchentscheidungen. Die Intelligenz des Unbewussten und die Macht der Intuition«, Bertelsmann (2007).

Gladwell, Malcolm: »Blink! Die Macht des Moments«, Piper (2007).

Goleman, Daniel: »Emotionale Intelligenz«, dtv (2001).

Grönemeyer, Dietrich: »Mensch bleiben. High-Tech und Herz – eine liebevolle Medizin ist keine Utopie«, Herder (2006).

Hass, Hans; Lange-Prollius, Horst: »Die Schöpfung geht weiter. Station Mensch im Strom des Lebens«, Seewald (1978).

Hertl, Michael: »Der Gesichtsausdruck des Kranken. Aussage zur Diagnose und zum Befinden«, Thieme (1993).

Hontschik, Bernd: »Körper, Seele, Mensch. Versuch über die Kunst des Heilens.«, Suhrkamp (2006)

Kast, Bas: »Wie der Bauch dem Kopf beim Denken hilft. Die Kraft der Intuition«, S. Fischer (2007).

Kirch, Wilhelm: »Fehldiagnosen in der Inneren Medizin«, Urban & Fischer (1992).

Klein, Hans: »Es begann im Kaukasus. Der entscheidende Schritt in die Einheit Deutschlands«, Ullstein (1991).

Kohl, Helmut: »Ich wollte Deutschlands Einheit«, Propyläen (1996).

Kluge, Friedrich: »Adolf Kussmaul 1822–1902«, Rombach (2002).

Kujacinski, Dona; Kohl, Peter: »Hannelore Kohl. Ihr Leben«, Droemer Knaur (2003).

Lown, Bernhard: »Die verlorene Kunst des Heilens: Anleitung zum Umdenken«, Suhrkamp (2004).

Mello, Anthony de: »Gib Deiner Seele Zeit: Inspirationen für jeden Tag«, Herder (2007).

Möbius, Walter: »Yol der Weg«, mc-moebius (2004).

Molcho, Samy: »Körpersprache als Dialog – Ganzheitliche Kommunikation«, Mosaik (1988).

Oerder, Karl: »Erfahrungen eines Globetrotters. 30 Jahre Einsatz im Geiste Don Boscos«, Don Bosco (2006).

Pantke, Karl-Heinz: »Locked-in. Gefangen im eigenen Körper«, Mabuse (1999).

Rothschild, Babette: »Der Körper erinnert sich: Die Psychophysiologie des Traumas und der Traumbehandlung«, Synthesis (2002).

Saint-Exupéry, Antoine de: »Wind, Sand und Sterne«, dtv (1978).

Schirrmacher, Frank: »Minimum. Vom Vergehen und Neuentstehen unserer Gesellschaft«, Blessing (2006).

Schumpelick, Volker; Vogel, Bernhard (Hrsg.): »Arzt und Patient. Eine Beziehung im Wandel«, Herder (2006).

Servan-Schreiber, David : »Die neue Medizin der Emotionen. Stress, Angst, Depression: Gesund werden ohne Medikamente« Goldmann (2006).

Siegenthaler, Walter: »Differentialdiagnose innerer Krankheiten«, Thieme (1993).

Sonntag, Erich: »Grundriss der gesamten Chirurgie«, Springer (1949).

Spann, Wolfgang: »Kalte Chirurgie. Ein Leben zwischen Recht und Medizin«, ecomed (1996).

Uexküll, Thure von: »Psychosomatische Medizin. Modelle ärztlichen Denkens und Handelns«, Urban & Fischer (2008).

Zachert, Christel & Isabel: »Wir treffen uns wieder in meinem Paradies«, Lübbe (2006).

Die Geschichte auf S. 125 ist entnommen aus: **Anthony de Mello,** Warum der Schäfer jedes Wetter liebt. Aus dem Englischen von Ursula Schottelius, S. 171

© Verlag Herder GmbH, Freiburg im Breisgau, 24. Gesamtauflage 2008.

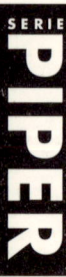
Margot Schmitz / Michael Schmitz

Seelenfraß

Wie Sie den inneren Terror der Angst besiegen. 240 Seiten. Serie Piper

Herzbeschwerden, Kopfschmerzen, Schlafprobleme, innere Anspannung: lauter körperliche Symptome, die auch durch Angst-Störungen hervorgerufen werden können. In diesem Buch erfahren Sie die Ursachen von Angst- und Panikattacken, aber auch, wie Sie Ihre Ängste erkennen und besiegen können.

»Ein gehaltvolles Buch, das keine Patentrezepte liefert, aber Zusammenhänge erhellt und hilft, Koordinaten für einen gesünderen Umgang mit sich, der Umwelt und der Angst abzustecken.«
Stuttgarter Zeitung

Konrad Franke

Gut leben im Heim

Unsere Alten- und Pflegeheime sind viel besser als ihr Ruf. 224 Seiten. Serie Piper

»Unsere Alten- und Pflegeheime sind viel besser als ihr Ruf«, sagt Konrad Franke, der sich seit mehr als acht Jahren mit der Beurteilung und Verbesserung von Alters- und Pflegeeinrichtungen beschäftigt. Er kann zeigen, dass die Medien schlecht recherchierte Ausnahmefälle zu Skandalen hochspielen und dass niemand Angst oder ein schlechtes Gewissen zu haben braucht, wenn man sich für ein Heim entscheidet. Im Gegenteil. Frankes sachkundige Recherchen ergeben ein ganz anderes Bild, als die »Heimlüge« der Medien uns glauben machen will. Sein Buch zeigt, worauf es bei der Entscheidung fürs Heim wirklich ankommt und warum es nichts Besseres gibt, wenn man sich nicht mehr alleine versorgen kann oder möchte.
In unseren Altenheimen ist gut alt werden!

05/2233/01/L

05/2286/01/R

Udo Pollmer

Eßt endlich normal!

Das Anti-Diät-Buch. 304 Seiten.
Serie Piper

Die Diskussion um Deutschlands dicke Kinder und all die
Pfunde, die wir alle angeblich
zuviel auf den Rippen haben,
trägt hysterische Züge. Der re-
nommierte Ernährungsexperte
Udo Pollmer zeigt, daß unser
Schlankheitswahn in Wirklichkeit krank macht, und beweist,
daß die Epidemie der Dicken
nicht existiert. Essen und Gewicht hängen weniger stark zusammen, als wir glauben. Es
gibt keine Diät und keine
Sportart, mit der wir dauerhaft
abnehmen würden, ganz im
Gegenteil: Unser Schlankheitswahn macht krank.

»In seinem Buch räumt Pollmer
mit zahlreichen Vorurteilen auf
und widerlegt detailliert die Pa-
nikmache der Schlankheitspro-
pheten. Ihr Körper weiß viel
besser als alle Gesundheits-
apostel, was für Sie gut ist.«
Deutschlandradio

Ulf Poschardt

Einsamkeit

*Die Entdeckung eines Lebens-
gefühls. 192 Seiten. Serie Piper*

Einsamkeit hat einen schlechten Ruf. Völlig unbegründet,
sagt Ulf Poschardt. Er zeigt uns
das Paradies der Einsamkeit,
den Ort, an dem die Chance auf
Selbstfindung und Glück
wohnt. Er erzählt von uns, die
erst nur für einen Augenblick
allein sind, dann sind es neun-
zig Minuten, bald auch an
Weihnachten oder am eigenen
Geburtstag, schließlich ist man
schon ein ganzes Jahr nur mit
sich ...

Ulf Poschardt zeigt die Einsamkeit in all ihren Spielarten, sei es
im Alltag oder in philosophi-
scher Betrachtung. Sein Plädo-
yer mündet in die lustvolle Entdeckung der glücklichen Einsamkeit.

SERIE PIPER

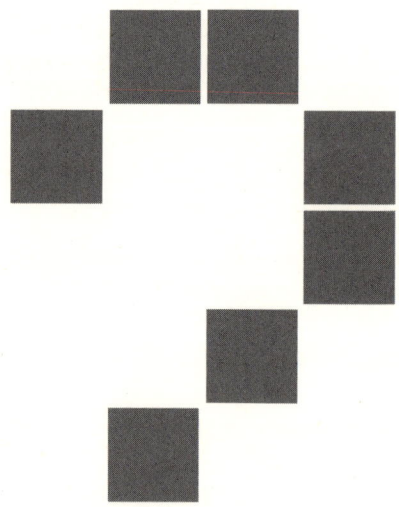